中医五脏养生经丛书

主编 张 艳 卢秉久

养好肺 百病消

吕晓东
张艳 编著

U0308180

中国中医药出版社
·北 京·

图书在版编目（CIP）数据

养好肺百病消 / 吕晓东，张艳编著 . —北京：中国中医药出版社，2017.5（2018.1重印）

（中医五脏养生经丛书）

ISBN 978 - 7 - 5132 - 3886 - 1

Ⅰ . ①养… Ⅱ . ①吕… ②张… Ⅲ . ①补肺—基本知识 Ⅳ . ① R256.1

中国版本图书馆 CIP 数据核字（2016）第 309044 号

中国中医药出版社出版

北京市朝阳区北三环东路 28 号易亨大厦 16 层
邮政编码 100013
传真 010 64405750
廊坊市晶艺印务有限公司印刷
各地新华书店经销

开本 710×1000 1/16 印张 13 字数 185 千字
2017 年 5 月第 1 版 2018 年 1 月第 2 次印刷
书号 ISBN 978 - 7 - 5132 - 3886 - 1

定价 39.80 元
网址 www.cptcm.com

如有印装质量问题请与本社出版部调换
版权专有 侵权必究

社长热线 010 64405720
购书热线 010 64065415 010 64065413
微信服务号 zgzyycbs

书店网址 csln.net/qksd/
官方微博 http：//e.weibo.com/cptcm

淘宝天猫网址 http：//zgzyycbs.tmall.com

《中医五脏养生经丛书》编委会

主　编　张　艳　卢秉久

副主编　吕晓东　于　睿　郑佳连　李　佳
　　　　　徐　程　薛立平　王　辉　朱爱松
　　　　　吕　静　宫丽鸿　刘景峰

编　委　王欣欣　李　莹　张　慧　张　伟
　　　　　赵晓迪　赫　婷　陈柏瑜　赵志超
　　　　　马姝荣　艾研丽　袁梓勋　刘晶晶
　　　　　李蔷楠　肖　雪　陈　琳　王晓婷
　　　　　李　熠　杨　入　杨　硕　礼　海
　　　　　白颖簌　宋亭亭　王思尹　王　懿
　　　　　王学良　王　军　田　淼　阎　俊
　　　　　赵殿臣　王　辰　刘　月　孙竟然
　　　　　陈瑞年　白艳娇　于洪爽　张慧珍
　　　　　武域竹　陈亚男　于　澜　何　涛
　　　　　崔弘斌　迟　楠　张英杰　崔晓丹
　　　　　赵乃荣　张　洋　庄　园　孙明鸿

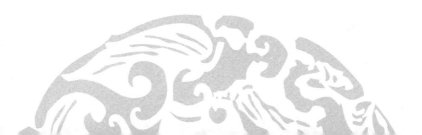

前言

身为一名医生，当自己患者的病情发展到已经无法医治的地步时，那种痛心疾首的感觉别人不会感同身受。每当这个时候，就会想到为何不在疾病未起或者初起的时候就在生活的细节中有所注意，从而抑制疾病的进一步发展！

现在人们往往不在乎身体健康，追逐权力和金钱不惜以身体健康作为代价。年轻人啊！看看那些晚年要在医院里度过的老人，是否要重新审视自己的健康观呢？其实，真正的养生没有那么复杂和烦琐，它可能简单到只是一种崇高的生活态度，这种态度会指引人们更加热爱生活、珍惜生命！

我们作为中医大夫，养生的思想根深蒂固，也会经常接受电台、报社的采访，向大众普及一些养生防病的知识，总想将这些点点滴滴的养生知识汇总并进行归类，想来想去还是觉得按照五脏进行分类能体现中医的特色。所以，就萌生了编写此套丛书的想法。

愿此套丛书可以很好地服务于大众，让更多的人愿意养生、喜欢养生、迷上养生、热爱养生、懂得养生、正确养生，成为一个健康长寿、生活质量高的人！

张　艳　卢秉久

2017 年 1 月

根据中医理论，五脏中肺脏属金，主气，司呼吸，宣发肃降，通调水道，主治节。作为国王（肺为相傅之官，心为君主之官）的左膀右臂，肺脏辛苦地帮助心脏打理着整个国家。它不仅负责将新鲜空气带到体内，还要将浊气排出去；体内水液的运行也在其掌控之中。

西医学中肺脏是人体最重要的器官之一，肺的具体功能是气体交换，即氧气与二氧化碳的交换。随着大气污染的加重以及人们工作压力的加大、吸烟人数的增多，各种肺病的患病率呈增长趋势。这种情况下，我们应该如何对脆弱的肺脏进行保护，成为一个值得思考的问题。

希望在阅读本书的过程中，您可以了解到一些您想了解的关于肺脏的知识，懂得养肺，拥有一个健康的肺脏！

编 者

2017 年 1 月

第六章　细节决定肺健康，生活中的保肺学问 / 135

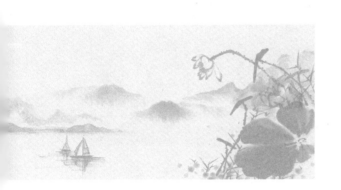

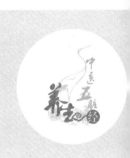

第一章

养生早养肺，中医和您谈肺

一、西医学的肺

——明明白白您的肺

机体与外界环境之间的气体交换过程，称为呼吸。通过呼吸，机体从大气摄取新陈代谢所需要的氧气，排出所产生的二氧化碳。因此，呼吸是维持机体新陈代谢和其他功能活动所必需的基本生理过程之一，一旦呼吸长期停止，生命也就到了尽头。

呼吸系统是机体和外界进行气体交换的器官的总称。呼吸系统包括呼吸道（鼻腔、咽、喉、气管、支气管）和肺，临床上将鼻腔、咽、喉叫上呼吸道，气管和支气管叫下呼吸道。呼吸系统的功能主要是与外界进行气体交换，呼出二氧化碳，吸入新鲜氧气，完成气体的吐故纳新。

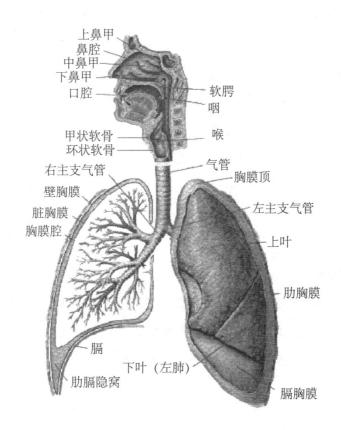

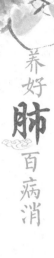

1. 人体的"中央空调"——肺的位置和结构

肺是最主要的呼吸器官，位于胸腔内，膈的上方，纵隔的两侧，左右各一个，称为左肺和右肺。肺上通喉咙，受到肋弓的保护，是人体最大的器官之一。但它不是在胸腔的正中央，而是一大半儿位于前胸。一般人都是"偏心"的，即以胸骨中线为界，约 2/3 位于身体正前方。

正常的肺组织像海绵，质地柔软，富有弹性，因为里面充满大量的空气。每侧肺呈半圆锥形，底部略凹，左肺较狭长，右肺较粗短。左肺分为上、下两叶，右肺分为上、中、下三叶。肺分为一尖、一底、两面和三缘。肺尖呈钝圆形，高出锁骨内侧 1/3 上方 2~3 厘米。肺主要由支气管及其最小分支末端膨大形成的肺泡共同构成。每一个细支气管连同它的分支和肺泡，组成一个肺小叶。每叶肺里有 50~80 个肺小叶。肺泡是半球形的小囊，壁非常薄，像一个个小气球，是人体与外界不断进行气体交换的主要部位。成人的肺里有 3 亿~4 亿个肺泡，肺泡的总表面积可达 140 平方米。外界的空气经过鼻、咽、喉，进入气管，空气中的氧气透过肺泡进入毛细血管，通过血液循环，输送到全身各个器官组织，然后各器官组织将产生的代谢产物，如二氧化碳，再经过血液循环运送到肺，然后经呼吸道呼出体外。此外，肺泡内有少量的液体，称作表面活性物质，是由肺泡内壁的某些细胞分泌的，作用非常关键，能使肺泡保持膨胀状态，即使在呼气的时候也不至于塌陷。打一个比喻，肺脏好比一个功能强大的智能中央空调，调节人体的温度、湿度，还有提供动力的作用。

人的肺脏从外观上看，年龄越小，表面越光滑湿润，富有光泽，呈淡红色；随着年龄的增长，吸入空气的灰尘沉淀于肺内，颜色变成灰暗至蓝黑色，并出现蓝黑色的斑点；老年人的肺脏颜色最深，吸烟者尤甚。肺脏的组织好比是空调的过滤网，时间长了，过滤的脏东西多了，自然颜色就变深了。

小儿肺脏的结构特点是弹性组织发育差，血管丰富，整个肺脏含血多而含气少，肺泡数量较少，且易被黏液堵塞。另外，小儿的胸腔较小，肺脏相对较大，呼吸肌不发达。婴儿的肺由于发育不成熟，对外界因素如寒冷、有害气体等非常敏感，所以容易发生疾病。

进入中年以后，随着年龄的增长，细支气管至肺泡之间的气道扩大，肺泡缩小，肺表面积缩小，从而影响肺的换气功能。此外，随着年龄的增长，肺血管的粥样硬化改变增多，也会影响肺的功能。

2. 人体的吸尘器——肺是换气机

肺是人体的换气机。肺的工作繁忙，正常情况下，每分钟要扩张和回缩 12～18 次，频率仅次于心脏。而且肺与外界环境直接相通，不停地在进行呼吸运动，以保证机体能够摄入足够的氧气。

在自然情况下，人们往往不会注意自己的呼吸。一般来说，呼吸的频率和深度在短时间内可受人的意识控制。可机体是否需要呼吸，则由脑干的呼吸中枢来控制，完全不受意识制约。如果没有吸气，会造成缺氧；没有呼气，会造成二氧化碳潴留。缺氧可造成呼吸困难、口唇皮肤青紫；二氧化碳潴留则会损伤脑组织，产生精神错乱、狂躁、表情淡漠、肌肉震颤、嗜睡、昏迷等精神神经症状，扩张脑血管，产生搏动性头痛，扩张皮肤血管，致四肢红润，潮湿多汗。缺氧和二氧化碳潴留继续发展，会造成心率增快、心律失常，以致心跳停止；还会影响消化道，导致胃肠出血。

肺不仅是呼吸器官，还是重要的内分泌及代谢器官。它可以参与人体蛋白质、糖和脂类的代谢，同时还具有免疫防御功能。若免疫缺陷，易导致各种严重感染；若免疫反应过度，则可引起过敏反应或变态反应，也可引起肺的损害和疾病。

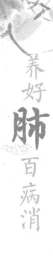

二、中医眼中的肺
——同样的肺，含义大不同

肺覆盖于五脏六腑之上，又能宣发卫气于体表，具有保护诸脏免受外邪侵袭的作用。由于肺位置最高，与外界相通，故温邪外侵，首先犯肺，故又称"娇脏"。肺居高位，又能行水，故称为"水之上源"。肺在五行中属"金"，为阳中之阴，与大肠相为表里，与自然界秋天相通应。

1. 肺为五脏六腑之华盖

人们称肺为"华盖"。《素问·病能论》云："肺为脏之盖也。"就脏腑而言，肺属五脏之一，属里。然肺与其他四脏不同，不仅居胸中，且处于五脏之高位，诸邪入侵，每先犯之，故肺被称为"华盖"。所谓"华盖"，原指古代帝王的车盖，肺在五脏六腑之中位置最高，因而有此称。肺上通咽喉，开窍于鼻，主呼吸之气。《素问·阴阳应象大论》曰："天气通于肺。"肺在体合皮，其华在毛，通于卫气，主一身之表，而风、寒、燥、热等邪气，尤其是温热之邪，多直接从口鼻而入，侵犯肺脏，出现肺卫失宣、肺窍不利等病变。由此可知，五脏之中，外感之邪侵犯人体，首先犯肺。

2. 肺为娇脏——五脏中的"大家闺秀"

肺为娇脏之"娇"字有娇弱、娇嫩两义。"娇嫩"重点在于描述肺叶的形态结构特点。肺的"娇弱"之性，来源于对肺脏的病理，尤其是外感病病理的临床观察。大家都有过这样的感受：一感冒就会发烧、流涕、鼻子不通气。这些症状都是肺系独有的症状，说明肺是一个娇弱的脏器，容易发病。

肺脏的生理特性与其他脏腑有着千丝万缕的联系。"肺朝百脉"，指的是全身脏腑经络气血均朝汇于肺。想一想，这是多么大的工作量，全身的气血都要到肺这里来一趟，拿走它们需要的东西，然后才可以回去发挥它们的生理功能。如果肺脏出现了问题，那么体内所有的器官都会受到连累。其供血的功能减弱，全身得不到血液的供养，脏器就会出现问题。

3. 主气，司呼吸——清浊交换，吐故纳新

肺主气是指肺主呼吸之气和肺主一身之气。肺主呼吸是很好理解的，就是指肺脏呼吸的最基本功能。肺主一身之气有些令人费解，让我们细细道来。

肺主呼吸之气是说肺有司呼吸的作用。新陈代谢是生命的基本特征。唯物主义告诉我们，任何个体都不是单一的、孤立的，而是与周围环境紧密联系着的。每时每刻，外界的新鲜空气通过肺进入人体，然后代谢的废气又会通过肺排出体外。它是人体和外界相互交通的通道之一，人每天都可以精精神神的，真得感谢肺脏。抽烟的人总给人脸上像蒙了一层云雾的感觉，不那么透亮，说明新陈代谢不佳。此外，咳嗽、咳痰、气喘和肺功能不好有直接的关系。

肺主一身之气，是指周身之气都与肺密切相关。这下，肺主气的范围变广了。不仅限于呼吸的空气，还包括了全身的所有气体，即关系着宗气的生成、气机的调节、辅心行血三个方面，而这三种关系又都是建立在肺司呼吸功能基础上的。

首先，体现在宗气的生成方面。从"祖宗"这个词就可以看出"宗"这个字是多么的重要。它是人体气的一部分，依靠脾运化的水谷精气与肺吸入的自然界清气相结合而生成，通过心脉而布散到全身。其实，仔细想想，作为一个正常的人，必须要摄入的就是两项：吃喝和喘气，而宗气的生成恰恰就是这两种生理活动的综合。其中水谷之精气固然重要，但自然界的清气

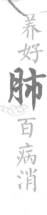

更为重要。因为，一个人可以几天不吃饭，却不可以少喘哪怕一分钟的气。宗气形成后，在体内的作用非常强大。第一，它可以反过来帮助正常的呼吸，使呼吸更加顺畅；第二，它可以帮助心脏推动营血的运行；第三，它可以到下焦去帮助肾脏，这就涉及先天的问题了。因此，肺的呼吸功能正常与否，直接影响着宗气的生成，也影响着全身之气的生成。所以，这样一看，肺的功能真是不可小看。

其次，体现在气机的调节方面。人身之气是运动不息的，气的运动叫作气机。气机看着神秘，其实好比发动机提供的动能，水谷精微就犹如汽油，而先天精气好比发动机的品牌和造价，兰博基尼和奇瑞的发动机肯定不一样。气机在人体内不是静止的，每分钟都有升降和出入的发生。这里就存在着气机通畅与否的问题。气机的通畅与否受到很多因素的控制，如情绪、饮食等。而肺气主宣发肃降就是对气机的另一种调节，其中肝主疏泄对气机的调畅也起了非常重要的作用，这里就不赘述了。但是，只有体内气机通畅，脏腑经络之气才能随着肺有节律的一呼一吸而运动不息，并保持调畅。

最后，体现在辅心行血方面。全身的血脉统属于心，心脏的搏动，是血液运行的基本动力。而肺对血液的运行，亦起着很重要的作用。大家可千万别小瞧肺气在这里面起的作用。心脏行血的功能绝对不是一对一的，是多个脏腑共同作用的结果。其中很重要的就是肺脏的作用，包括前面的"宗气"都有助心行血的作用。含有水谷精微的血液，从心通过经脉而汇聚于肺，经过肺的呼吸功能进行气体变换并汲取足够的能量后再通过经脉回到心，最后输布全身。由此可见，血液的运行是心与肺共同作用的结果。其中心气起着原动力的作用，而肺气起着辅助的作用。肺就像高速公路上的加油站，汽车没了动力，就要去肺那里加些油才可以继续行驶下去。

4. 主宣发肃降——收放自如，通达全身

肺主宣发和肃降。"宣发"是指升宣、发散的意思；"肃降"是指清肃、洁净的意思。从方向上讲，宣发是向上运动；肃降是向下运动。肺气所有的生理功能都是通过宣发、肃降这两种形式来完成的。这好比一个给自行车打气的气管子，气管子抽气是肃降功能，宣发就是气管子出气的功能了。有进才有出，有宣发才有肃降，两者不能轻易分开。

肺主宣发，是指肺气具有向外、向上的生理功能。主要体现在三个方面：一是通过肺的宣发，经过汗孔排出体内的浊气，这也是人体自洁作用的具体体现。所以，人体排泄废物的途径有很多种，不仅是大小便。二是将脾所转输来的津液和部分水谷精微上输头面诸窍，外达于全身皮毛肌腠。这个功能就像洒水车，车里的水都是精华，喷洒在树木之上，就要靠车里的动力，才可以将水喷洒在树木上。三是宣发卫气于皮毛肌腠，以行温分肉、充皮肤、肥腠理、司开阖等功能。说白了就是排汗功能。夏天，大家都会出汗，而这汗液是怎么产生的呢？中医认为是靠肺脏的作用。肺脏会将阳气输布在人体体表，靠阳气的气化作用产生汗液，排出体外。

肺主肃降，是指肺气具有向内、向下的生理功能。主要体现在以下三个方面：一是吸入自然界之清气，并将吸入之清气与谷气相融合而成的宗气向下布散至脐下，以资元气，这其实就是宗气的作用；二是将脾转输至肺的津液及部分水谷精微，向下、向内布散于其他脏腑，以濡润之；三是将脏腑代谢产生的浊液下输于肾或膀胱，成为尿液。在大家的印象里，尿液可能只和肾脏有关，这是不对的。正是借助着肺气的肃降作用，尿液才可以正常形成并排出体外。这也是"气管子"出气的作用之一。

肺的宣发和肃降，是密不可分的两个方面，任何一方都不能脱离另一方而存在。两者一升一降，相互依存，相互协调，相互制约。有一句话叫作"没有升哪有降"，讲的就是这个道理。确实是这样的，二者既是相反的，也

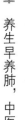

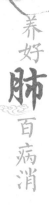

是相成的。只有升得正常，才可以降得顺畅。上升无力，下降无权。所以，二者是非常重要的。

5. 主行水——水之上源，灌溉"心田"

肺主行水，是指肺主通调水道的机制。肺的通调水道功能是指肺的宣发和肃降对于体内水液代谢起着疏通和调节的作用。人体内好像一套输水管道，既要将干净的水从源头运到千家万户，又要负责将千家万户的废水排到指定的位置。这就是肺脏的工作，只不过这里的"千家万户"指的是各个重要脏腑；"干净的水"指的是津液和水谷精微；"废水"指的是代谢完的液体。主要体现在下述两个方面：一是肺主宣发，不但将津液和水谷精微布散于周身，而且调节汗液的排泄。二是肺气肃降，可将体内的水液不断地向下输送，经肾和膀胱的气化作用，生成尿液而排出体外。

6. 肺朝百脉

肺朝百脉，朝有"朝会"之意，是指全身的血液都流经肺，通过肺的呼吸作用，进行气体交换，然后输布全身。就好像一个小镇上的自由市场，所有的村民都可以在这个自由市场上买东西，来满足自己的生活需要。如果没有这个市场，村民的生活质量不敢想象。人体也是一样，各个脏腑都需要新鲜的氧气，才可以继续工作，而工作后产生的废物又要找个途径排泄出去。肺脏就是这样的中转站，既"进货"又"出货"，来满足机体对于氧气的需要和对二氧化碳的排泄。

心脏的搏动，是血液运行的基本动力。而血的运行，又依赖于气的推动，随着气的升降而运行至全身。由于肺主呼吸，调节着全身的气机，所以血液的运行，也有赖于肺气的输布和调节。呼吸停止，继而出现心动停止、血脉凝闭这一现象，就是"肺辅心行血"这一理论的实际写照。

只有心、肺二脏相互协作、协调，才能使人体气血不断循环，周流不息。心肺同居上焦，在临床上，我们经常看到有许多人表现为胸闷、气短、胸痛等，检查却基本正常，这时采用补益心肺的方法治疗，往往可以取得很好的疗效。

7. 肺主治节——辅助心君，维系生命

"肺主治节"出自《黄帝内经》。《素问·灵兰秘典论》曰："肺者，相傅之官，治节出焉。"从古到今，历代医家对此观点不一。笔者认为，治节是安定、调和人体的周期、节律、节气，以使机体处于和谐稳定的状态，是对肺生理功能的高度概括，即为治理调节之意。

从字义来看，治节应为安定、和谐节气之义，大到自然界的节气，小到人生长收藏的节气。从词性来看，治节理解为动词治理、调节有待商榷。从原文来看，每一脏腑均具"治节"功能，而不应该单独认为肺脏有"治节"的作用。从天人合一的角度来看，肺主皮毛，司卫气，春夏秋冬天气变化，皮毛腠理随之开阖，都依赖于肺的调节功能，而"肺，气之本也"，具有调节人体周期、节气的生理功能。从肺的功能来看，"治节"乃是人体气血顺畅、脏腑和谐的整体表现，是肺作为"相傅之官"协调、制约十二官生理功能的结果，体现了肺在十二官中的特殊地位，起到了安定、和谐之功。

"肺者，相傅之官，治节出焉"，从这句话中可以看出肺的生理功能主要体现在"相傅"一词上。相傅体现了肺具有上辅君主、下行国事的职责，具有辅助心脏，协调其他各脏腑以及卫气营血的稳定、和谐之功。从肺的功能来看，肺通过宣发、肃降和通调水道等生理功能，实现对人体气机、血液运行、脏腑功能的协调和制约，使机体达到一种"周期和节律和谐有序的状态"。"治节出焉"乃是指肺安定人体的周期、节律、节气，从而达到一种和谐稳定状态的描述，并不可简单理解为治理、调节。

综上所述，"治节"乃是人体气血顺畅、脏腑和谐的整体表现，是肺作

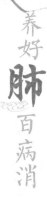
为"相傅之官"协调、制约十二官生理功能的结果，体现了肺在十二官中的特殊地位，起到了安定、和谐之功，而不能单从字面上认为是治理、调节的意思。肺的治节作用，主要体现在以下四个方面。

◎ 肺为水之上源——调节水液代谢

人体水液代谢，由肺、脾、肾、三焦及膀胱协同合作完成。《素问·经脉别论》说："饮入于胃，游溢精气，上输于脾，脾气散精，上归于肺，通调水道，下输膀胱。"这段话的意思就是说：我们吃的水谷进入胃后，精微在胃里游动，输送给脾，脾气将精微运输给肺，肺就负责将精微上传给头面部，下送给其他脏腑，而达到了全身均匀受到精微的濡养滋润的作用。肺有宣发肃降的作用，把水液宣发至全身供给营养，把废物肃降到下焦排出体外，参与水液代谢的调节。

◎ 肺主气——调气行血

血之运行，为心所主，但肺主一身之气始能贯心脉而通达全身。《素问·经脉别论》说："食气入胃，浊气归心，淫精于脉。脉气流经，经气归于肺，肺朝百脉。"心主血，肺主气，心肺同居上焦，心血赖肺气以行。"血随气行，气为血帅"之说，就更加说明了肺在主气方面的重要意义。

◎ 肺主呼吸、主皮毛——调节体温平衡

人体的体温是恒定的。阳气充足、生化正常，人体才能气血充沛，周身温煦。体温之所以保持恒定，是因为一方面不断产生机体所需的热量，另一方面又从皮肤、呼吸和二便排泄扩散一定的热量。一生一散，相互协调，才能使体温保持在恒定的水平上。明显的表现是，人到一个寒冷的环境后，就会皮肤腠理紧密而无汗或者少汗；而到一个温热的环境后，就会皮肤腠理张开而多汗。少汗的时候，热量会流散得较少；多汗的时候，热量会流散得较多。

◉ 肺主声——调和语音

声音出于肺系而根于肾。《灵枢·忧恚无言》篇说："会厌者，声音之户也。"因肺脉通会厌而肾脉夹舌本，肾之精气充足上承于会厌，加之肺气鼓动声道而发声。肺在五行之所以属金，就是因为古代人观察发现金属被撞击后会发出清脆的响声，和肺的特性相同，故五行中肺就属金并主声音和语言；病变时就会出现声音上的变化，比如声音重浊甚至嘶哑。有一句话叫作"金实则不鸣，金破亦不鸣"，意思就是说，肺有实证或虚证时，都会无法发出正常的声音。

8. 肺藏魄

肺藏魄，张景岳对此有较精辟的论述，他说："魄之为用，能动能作，痛痒由之而出也。"魄在精神上有振奋作用，同时也是本能的感官反应。所谓"并精出入者谓之魄"，精足则体健魄全，魄全则感觉灵敏、动作正确。若肺藏魄的功能障碍，就会出现情志抑郁、表情淡漠、精神不振的症状。

《金匮要略》在讲百合病时说："意欲食复不能食，常默默，欲卧不能卧，欲行不能行，欲饮食，或有美时，或有不用闻食臭时，如寒无寒，如热无热……如有神灵者，身形如和。"描述的是伤寒大病之后，余热未解，百脉未和所得的"神形俱病"。魏荔彤在《金匮要略方论本义》里认为："百合病者，肺病也，肺主气，肺病则气病，气病则脉病，可以递言也，百脉一宗，言周身之脉，皆一气为之宗主而已。气既病，则脉焉有不悉致其病者乎……百合病用百合，盖古有百合病之名，即因百合一味而瘳此疾，因得名也。"他着重解释的是百合病"百脉一宗"的病机，虽对其情志症状没有过多论述，但却明确提出该病病位在肺，病机与肺密切相关，结合《内经》中"五脏藏神"理论可以得出，百合病一系列情志抑郁、淡漠、

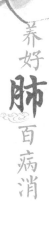

恍惚之症正是肺气不足，影响肺主魄的功能而产生的。所以，用养肺阴、清肺热的方法，且百合入肺、脾、心经，补中益气，使邪热尽去，肺气振奋而瘳。

9. 肺开窍于鼻——肺和鼻知味

肺主呼吸，鼻就好像是肺的小哨兵，为呼吸道的最上端，为肺通风报信，具有通气和主嗅觉的功能，需要肺气的作用来维持。如果鼻子感觉到有邪气，那么会通报给肺；而如果肺生病了，鼻子也会有所反应。肺通过鼻与自然界相贯通。如果肺气的功能调和，则鼻的通气功能正常、嗅觉灵敏。可正是因为鼻为肺窍，故又成为邪气侵袭肺脏的通路。可见肺与鼻窍是息息相关的。

在临床上，可把鼻的异常表现，作为推断肺病变的依据之一。在治疗上，鼻塞流涕、嗅觉失常等疾病，又多用辛散宣肺之法。如针刺耳部肺穴可治鼻息肉、慢性鼻炎等疾病就是根据"肺开窍于鼻"这一理论。

10. 肺在体合皮，其华在毛——调节汗液

肺合皮毛是说肺能输布津液给皮毛，使皮肤润泽，抵御外邪的能力增强，也就是大多数爱美女士的最高追求。其实，如果肺气无法宣散精微至皮毛，不仅仅是不美丽那么简单，更重要的是会出现容易感冒、抵抗力降低的表现。肺的生理功能正常，则皮肤致密，皮毛光泽，抗御外邪侵袭的能力亦较强；反之，肺气虚损，宣发卫气和输精于皮毛的功能减弱，则抗御外邪侵袭的能力低下，即可出现多汗或自汗，或皮毛没有光泽、容易感冒等病理表现。

不知道大家有没有注意到一般女性不爱出汗的，皮肤一般都不好，还容易感冒。其实也是这个道理。中医学中把汗孔称作"气门"，即人体皮表

之汗孔，不仅能排泄由津液所化之汗液，实际上也进行着体内外的气体交换。会呼吸的皮肤才是好皮肤，其实美容等各种方法都不是最好的，我推荐运动，有氧运动是最好的美容方法。肺呼吸好了，抵抗力好了，皮肤也就好了。

三、肺相关的经络
——生命网络的起源

1. 手太阴肺经

肺经起于中焦，并向下走，与大肠相连，绕转后，经过隔膜及肺，从腋下沿着手臂至腕部，再到手拇指分出；另一支从手腕后分出连于食指尖。

手太阴肺经的证候与肺功能有关。中医经络有两种主要功能：第一，肺经这条经脉循行路线上的穴位都可以治疗肺病；第二，肺经上的腧穴可以治疗其周围组织的疾病，如尺泽穴在肘关节上，就能治疗网球肘等。可根据肺经穴位出现的异常反应来判断肺部疾病的病情，诸如胸闷胀满、喘咳、呼吸困难等症状均可能提示肺经出了问题。此外，肺经问题亦可能导致循经部位的疼痛，如肩背及臂内侧前缘痛等。

手太阴肺经寅时（3～5点）经气旺盛。寅时休息得好，就会脸色红润、精气充足；"肺朝百脉"，当肝在丑时把血液推陈出新之后，将新鲜血液提供给肺，通过肺送往全身。所以，人在清晨面色红润、精力充沛。寅时，有肺病者反应最为强烈，如剧咳或哮喘而醒。此刻人体需要大量吸入氧气，进行深呼吸，所以需要较深的睡眠。在这个时候，如果您咳醒的话，最好是喝杯温开水，能够缓解一下，还可以去肺燥。

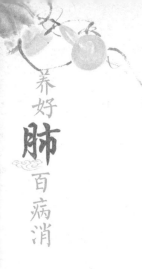

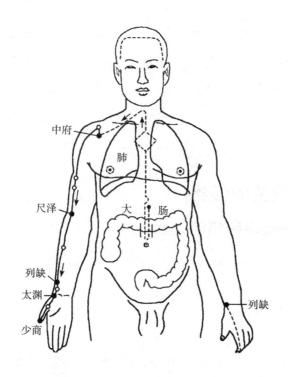

中府

肺

尺泽

大　肠

列缺

太渊

少商

列缺

2. 手阳明大肠经

手阳明大肠经起于食指的尖端，沿着手背外侧向上，循小臂走肘外，到肩头，沿着锁骨到颈部，经过牙床，最后到达鼻子；另一支，从颈部直接到大肠。

大肠经的失调会导致与大肠功能相关的病症，如腹痛、肠鸣、泄泻、便秘、痢疾等。此外，由于大肠经经过口腔及鼻，因此牙痛、流清涕、流鼻血、循经部位的疼痛或热肿等病症都可能显示大肠经出了问题。

手阳明大肠经卯时（5～7点）旺盛。卯时大肠蠕，排毒渣滓出。肺将充足的新鲜血液布散全身，紧接着促进大肠进入兴奋状态，完成吸收食物中的水分和营养、排出渣滓的过程。清晨起床后最好排大便，"定时登厕"对排毒也是很有好处的。

所以，赶紧起床，起床后喝杯温开水，然后奔进厕所把一天积攒下来的废物，都排出体外吧！不过上厕所不要太赶，很多老年人中风是因为这样才引起的。我们不如休息 10～20 分钟，清醒清醒头脑再去。

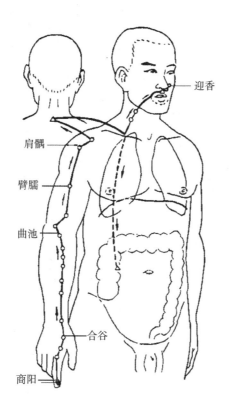

迎香

肩髃

臂臑

曲池

合谷

商阳

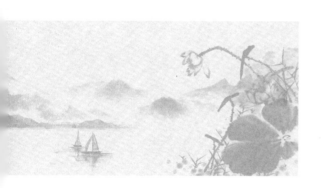

第二章

五脏和谐，延年益寿

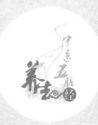

一、肺与心

——真金不怕火炼

心和肺有什么密切的关系？为什么说"痛彻心肺"？为什么人没有心脏就不能活？还有"没心没肺""撕心裂肺"？心与肺到底有什么样的密切关系呢？

从现代医学角度讲，心脏泵血维持身体的血液循环和氧供，没心脏当然活不了。心与肺的血管是相连的，肺动、静脉组成的肺循环通过心脏与体循环相连，使得组织用过的血重新被氧饱和，再次流到全身被组织利用。这就好比心脏是发动机的"缸"，肺脏是提供燃料的管线，所以说它们是密切相关的。

从中医学上讲，心主血属火，肺主气属金。实际上是气和血相互依存、相互作用的关系。其实也可以比作发动机，心的血是燃料，肺的气是氧气，两者混合才能燃烧，提供动力。

1.肺气心血相互滋生

通过上面的"发动机理论"，可以看出两者（肺与心）缺一不可。平时我们总是说吃点大枣补气血，在补气的同时也在补血，两者是互通的。

在临床上，肺气亏虚日久的患者，经常会出现气短而喘、神疲体倦、咳嗽无力等症，时间一长、会出现心慌失眠、头晕眼花、面色淡白等。补益肺气时常常配伍补益心血的药物，如当归、红枣等，就是因为血能旺气。而同样心血亏耗日久，亦会导致肺气亏虚，因此在治疗心血不足的病症时，往往在补益心血的基础上加补益肺气的药物，如党参、太子参、黄芪等。

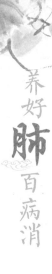
2. 肺气助心行血

血液的正常运行，必须依赖于心气的推动，亦有赖于肺气的辅助，这种能帮助血液运行的肺气就叫宗气。在第一章，我们提到过肺朝百脉，能够助心行血，这种功能是血液正常运行的必要条件。只有肺主呼吸的生理功能正常，肺气充盛，宗气生成才能充足，才能维持正常的血液循环。因此，宗气好比是发动机输出的能量。若肺气不足，好比氧气不足，燃烧不好，则"宗气"也生成不足，不能协助心气推动血液运行，会导致血行不畅，产生心血瘀阻的表现，如心悸、怔忡、胸闷、口唇暗紫等症状。大家注意观察抽烟的同志，气管不好是相当普遍的，他们的嘴唇大都颜色不够红润，多呈现紫色。这就是肺主气的功能不正常，心主血的功能就会受到连累的表现。

3. 心血布散肺气

通过呼吸，呼出体内的浊气，吸入自然界的清气，完成体内外气体的交换。这功能好比空调，先吸气制冷，后把热气排出室外。我们人体也是，经肺吸入的清气，通过血脉输布全身，后又收集气体交换后变成的，把"浊气"呼出体外。所以，只有心输送血液的生理功能正常，血液运行才能通利，呼吸才能通畅、均匀，体内外气体才能得以正常交换。

二、肺与脾

——母凭子贵

1. 脾土肺金——母子相生，培土生金

从五行的关系上来讲，脾为土，肺为金，土生金。古人是这样理解五行的，金子是从土里挖出来的，所以是土地生出来的。而中医学认为，脾土（胃）消化食物，吸收营养后为肺（金）提供能量，即（脾）土生（肺）金，又称为脾肺相生。

脾气虚致肺气不足，也就是所谓的"土不生金"，在治疗上用"培土生金"法治疗。比如总爱感冒的人，体质、食欲胃口也都不好。这就是因为后天摄入食物不足，无法化生营养去润养肺气，就会出现容易感冒、声音低弱的情况。反过来肺气亏虚，常常引起脾气不足。如气管不好的人，喘气都费劲，哪有心思吃饭。在秋天，我们常常用补脾的办法养肺，以达到少得感冒、少得肺病的目的。

2. 同司水液代谢

肺主宣发肃降，调节水液分布，维持水液的正常布散和排泄；脾主运化水液，维持水液的正常生成和输布。两脏既分工又合作，在维持水液代谢平衡方面发挥着重要作用。肺就像洒水车，将水洒向周围脏腑。食物经脾胃消化吸收后，其中的精微物质都运输并储存到脾，脾就将这些精微转输到肺那里，就有了洒水车这一幕了！

如果在这一过程中某个环节出现了问题，疾病就出现了。如果食物入

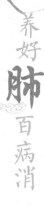
胃后，没有经过细致的消化，那么会出现水谷精微相对不足的状况；如果水谷精微运输到脾那里后，脾脏无法把它运输出去，这也是很严重的问题。如果脾胃运化不利，营养物质存积，一段时间还是可以储存的，但时间长了也会腐败变质，这就产生了"痰"。中医所说的痰与我们平时所说的痰是不同的。中医所说的"痰"主要指人体产生的黏稠废物。这种"痰"人体对它也是有预警机制的，可以通过肺脏排出体外，因此会出现咳嗽。如果肺气虚弱，此种功能不良会演变为喘息、痰鸣等。如果脾气虚弱，人体营养运输功能出现问题，则会水液停聚而成为痰饮，可出现水肿、倦怠、腹胀、便溏等症。"脾为生痰之源，肺为储痰之器"，这好比脾胃是吸尘器的吸头，而肺是装吸上来垃圾的储存盒，用一次就要清洗一次，要不储存盒中的垃圾越来越多，以后就不好清理了，影响使用寿命。

在临床治疗上，肺病水肿，常在宣肺利水的基础上适当配伍健脾渗湿药，如白术、茯苓等；治疗脾病水肿，常在健脾渗湿的基础上适当配伍宣肺利水药，如麻黄、桑白皮等。这正是脾与肺之间关系在临床上的应用。

三、肺与肝
——气的"升降机"

从中医五行的关系来讲，肝属木，肺属金，金克木。古人这样认为，金属的工具可以砍伐木头，正是因为观察到这一点才认为金克木。

1. 肺肝经气相通

大家通常在电影里可以看到这样一幕：主角大怒，伴随着一口鲜血吐了出来。这并不是虚构的，现实生活中这样的例子也屡见不鲜，吐出来的鲜血和大怒有直接的关系。这就是中医所谓的"肝火犯肺"而造成的咯血。那么肝火来自于哪里呢？近年来，美国做了一项调查结果发现，50% 的疾病源于情绪，而中医提出情志致病已经两千多年了。我们在平时要尽量保持情绪平和，不要有大的情绪起伏，原因就在于很多大病的起因就是情志刺激的结果。所以，要想长寿，控制情绪为首要。深吸一口气，充实肺气，降降肝火，您不妨试试。

肝火犯肺多会造成咳嗽、咯血。除了情绪，还要注意休息，防止过度疲劳，因为身体劳累，就会使人情绪不稳而易怒。平时要少食辛辣、过腻、过酸、煎炸食品，以免火上浇油。"木火刑金"，秋天容易口干、咽喉疼痛、生疱疹等。我们要注意，不要上火了。除了足够的睡眠、放松心情外，一些简单的药材和食物也有助于清火，如肝火盛者可用金菊花、溪黄草、夏枯草、龙胆草、白芍等平肝息火的药材合煎或泡水饮服。

2. 肝肺升降相因

肝主升，肺主降，二者一升一降，相互协调，共同维持全身气机的升降平衡。有升有降动态平衡，好像呼吸一样，只呼不吸或只吸不呼都是不行的。通过肝肺气机的升降运动而对全身的气机活动、气血循环起着重要的调节作用。

这其中融合中华民族的养生观、健康观。中医学在其形成、发展的过程中渗透了儒家思想中的"中庸之道"。中庸，其核心在一个"中"字，不偏执，不走极端，恰到好处，一切都要和谐、平衡，有升有降，动态的平衡。有时候一部书就可以治病，曾国藩读《道德经》，顿悟其中而百病自消。

很多西医观点越来越向中医靠拢，比如肿瘤西医提倡带瘤生存、骨折后为保护血运提倡手法复位等。中医两千年前就这样了，因为中医学是以哲学为基础的，而西医学最多是理论罢了。

第二章 五脏和谐，延年益寿

第二章 五脏和谐，延年益寿

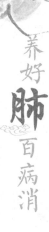

3. 调节气血运行

肝藏血，主疏泄，调节全身气血；肺主气，司呼吸，调节一身之气。肝和肺就好像一对好朋友，一个活泼好动，积极向上；另一个恬静内敛，温柔似水。单独一个存在，总会有所欠缺，只有二者在一起才能相互补充彼此的不足，更加坚固、稳定。这也就是气血阴阳的意义所在。

肝和肺的关系简单而言，肺主气，有气力才能推动肝血的运行；肝气疏泄，有利于肺气的肃降。若肝气太过，肝郁化火，可耗伤肺气，而出现咳嗽、胸痛、急躁易怒甚则咯血等肝火犯肺证；若肺失清降，也可伤及肝阴，就会出现头痛、易怒，到那时可能就会出现脑出血了。因此，临床上肝失疏泄、肺气亏虚，均可导致气血运行障碍。

四、肺与肾
——母子相依，金水相生

看到这个标题，读者可能心生疑惑，前文有说过脾与肺是母子关系，现在又说肺与肾是母子关系，那脾与肾是什么关系呢？中医认为脾属土，肺属金，肾属水，土生金，金生水，也就是说，脾是肾的姥姥。但在中医阴阳五行中没有这样的说法，土克水，脾克肾，也就是姥姥管小外孙。咱们闲言少叙，书归正转。肺与肾的关系主要可以归纳为金水相生、经气相通、同主水液代谢三个方面。

1. 肺金肾水——母子相生

肺肾之间还存在着"金水相生"的关系。从五行的关系来讲，肺属金，肾属水，金能生水，水为金子，又称为肺肾相生。古人看到金属融化后会转化为金水，即金生水。

就好像怀孕的妈妈要吃很多有营养的东西，生出来的孩子才能够健康；也正是因为孩子的存在，孕妇会发生很多变化，而这些变化都是对母亲有益处的。这就是母子之间的密切联系。

肺吸入的自然界清气是后天之气的重要组成部分，肾精所化生的元气是先天之气的主要成分。后天之气可以养先天，先天之气可以促后天。这一先一后，相互滋养，相互培育，共同为人体的和谐做出了贡献。通过补益肾气来达到补肺气的目的，此即所谓的"子能令母实"。

2. 肺肾经气相通

"肺肾经气相通"主言有二：一言"经"，即肺与肾经络循行上密切的沟通；二言"气"，即在呼吸运动方面两者相互配合。《灵枢·经脉》篇记载："肾足少阴之脉，起于足小指之下……其直者，从肾上贯肝膈，入肺中，循喉咙，夹舌本；其支者，从肺出络心，注胸中。"由此可见，肺与肾经络循行上的关系，经络可以视为人体气血运行的河流，河流两岸的脏腑有赖经络气血的滋养，肺与肾两条河流的交汇就会影响两岸居民。中医理论认为，肾为气之根，肺为气之主。肾精充，摄纳有权，有利于肺的肃降；反过来，肺气的肃降也利于肾的纳气。若肺肾呼吸功能受到影响，均可出现气喘、气短等疾患。

肺肾经气相通，临床上肺病可以及肾。这就好比是马桶水箱，肺脏是进水管，肾脏是冲水的水管，相互配合才能确保通畅。

3. 同主水液代谢

上面说过，肺肾两脏好比是马桶的水循环管线，如进水管不通就冲不

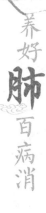

了马桶，出水管堵了也下不去水。因此，两者必须相互配合，共同完成水液代谢的过程。

人的"下水管"堵了就会发生水肿，西医一般会疏通一下肾，但很多时候治疗效果并不理想；中医则会将其辨为肺病，原因在于下水管堵，进水管长时间不用或工作不正常也会有毛病的，故在水肿治疗上多用肺肾同治法。临床中水肿的患者，一般用宣肺补肾的方法治疗——"开鬼门，洁净府"。

五、肺与大肠

——表里相和，便通气畅

中医里有句话叫作"肺与大肠相表里"，关于这一点我们会在第三章详细谈到，这里先来了解一下所谓表里到底是什么呢？表里是一种关系，就好像夫妻。丈夫在外边忙着的时候，妻子就应该把家里照应好；丈夫如果在外面特别忙，那妻子也相对比较忙。肺为里、为妻；大肠为表、为夫。

古代大肠号称"传导之官"，是水谷精微运化转输后，糟粕贮存传导之所。大肠与排便有关，当你排便不通畅的时候，应该憋一口气而不是攥拳头。如果大便排出不畅或是无力排出，或者有其他问题，实际上是气出了问题。这个气就是肺气，肺气下达，气行大肠，有节奏地推动糟粕沿大肠管道向下传导。现在一提起便秘，大家一般都把它和排毒的概念放在一起。其实便秘的真正危险在于它有可能造成心脑血管疾病的突发，下面一使劲，上面就会空掉。所以中医问诊非常强调问大小便，实际上是在问心肺的功能。临床上我们对肺病和心脑血管病的人以通便为主，便通则肺好。大便通畅也能减少心脑血管病的发生。有一些咳嗽、哮喘、胸痛等肺部不好的人，我们常常用通大便的方法治疗，如在麻子仁丸中用杏仁，即是取其宣肺通便之意。反之若排便失常则肺失宣降，如阳明腑实证中的喘促，即因便秘腑气不通，肺气上逆所致，用大承气汤通腑后喘促自止。临床上对肺实热之咳喘，常在清肺止咳药中加入适量蜂蜜调服，取其润下以利宣肺之意，收效甚佳。"六腑以通为用"，通六腑保五脏，可以达到治疗疾病的目的。

在疾病预防与治疗中，我们常用苦杏仁通大肠、治便秘，也可用来降肺气、治咳嗽，这就隐藏着一个重要的中医理论，即肺与大肠相表里。便秘的患者，长时间通便不管用，有时需要宣发肺气以帮助通便。最简单的治疗方法就是运动疗法。运动呼吸加快，增加代谢，便自然通了。多说一句：对于便秘要养成定时排便的习惯，不管有没有便感都要去厕所，一段时间后，生物钟重新定位，一到那个时候就会有便感。反过来，一个人咳喘、气管不好、肺气肿、肺源性心脏病等，会伴有便秘的症状。而实际上一定要通便，因为这样不仅大便通了，呼吸系统也就变得好了。

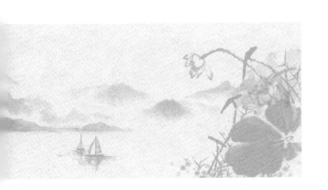

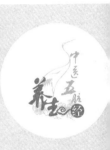

第三章

肺病『察颜观色』早发现

一、 不可小视感冒

呼吸道疾病仍然是危害人们身体健康的主要疾病，且由于病原菌的变异，西医临床治疗也越来越困难。那么哪些是呼吸系统疾病的易感因素呢？我们应该怎样应对这些因素呢？

正常情况下，由于人体呼吸道的防御机制，病原体进入体内不一定引发疾病。但受寒、疲劳、醉酒、过敏、偏食等因素，可使其防御功能下降，病原体乘虚而入，导致人体发病。

一般老百姓理解的感冒主要是普通感冒、流行性感冒。普通感冒，俗称"伤风"，主要表现为流涕、鼻塞、咳嗽、咽干等，2~3天后鼻涕变稠，可伴有咽痛、头痛、味觉迟钝、呼吸不畅等，一般5~7天痊愈。流行性感冒主要是通过接触及飞沫传播，临床表现为高热、头痛、乏力、全身肌肉酸痛，可分为单纯型、胃肠型、肺炎型和中毒型，其中胃肠型比较多见，常伴有腹痛、腹胀、呕吐、腹泻等消化道症状。肺炎型、中毒型一般较重，需到医院就诊。

感冒重在预防。中医认为"正气存内，邪不可干"。平时应加强锻炼，增强体质，改善营养，饮食生活规律，提高抵抗力和免疫力，避免受凉和过度劳累。年老体弱者应注意防护，感冒流行时应戴口罩，避免在人多的公共场合出入。若感冒7天不好或加重者要及时到医院就诊，以免病情严重，伤及身体。

二、 鼻塞流涕总反复

——小小鼻炎勿忽视

随着城市生活日趋现代化，汽车尾气、化妆品、装饰材料和食品添加

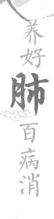

剂等，都是引发鼻炎的主要原因。目前鼻炎患者正在逐年增加，而其对人体的危害更不容忽视。得了鼻炎一定要及时治疗，千万莫让鼻炎发展，酿成大病。

鼻炎发病的临床症状各异，危害极大，可出现头痛、头晕、记忆力下降、胸痛、胸闷、精神萎靡等。而当鼻炎未能得到及时治疗，影响嗅觉黏膜时，就会出现嗅觉障碍，导致闻不着香臭等气味。当长期反复发作的鼻窦炎未得到及时治疗，炎症就会扩散至邻近器官、组织，引发许多危重急症。对于儿童还可影响智力发育。

国内外的最新医学研究证实，全世界80%的鼻咽癌发生在中国，而约9成的鼻咽癌，是因鼻炎久治不愈恶化所致。在工作学习方面，成年人会因为鼻炎引起的头痛，脑子不清醒，昏昏沉沉，使工作效率低下；而青少年则由于鼻炎引发的鼻塞、头痛等症状，造成精神不集中、记忆力及学习成绩显著下降。鼻炎所导致的其他并发症还有因长时间鼻塞不通气、呼吸困难引发的睡眠呼吸暂停综合征。严重情况下还可引发脑梗死、高血压、心脏病等，甚至可能导致夜间猝死。

三、突发喘息

——当心哮喘发作

哮喘是最常见的慢性疾病之一。全世界约有3亿哮喘患者。我国哮喘的患病率为0.5%～5%，并呈逐年上升趋势。

哮喘的发生多与遗传因素、环境因素有关。据了解，哮喘的发病具有聚集现象，亲缘关系越近，患病率越高。环境因素包括变应原性因素、非变应原性因素。常见的变应原有尘螨、家养宠物、蟑螂、花粉、油漆、鱼、虾、蛋类、牛奶、抗生素类药物等。哮喘患者的变应原可去医院进行检查，若为变应原阳性，在日后的生活中应尽量避免。非变应原性因素包括大气污染、运动、吸烟等。

遗传因素、环境因素两者共同作用可使气道呈高反应性，引起哮喘。呼吸困难，伴喉中有痰鸣，是哮喘的典型症状。也有患者以咳嗽为唯一症状而不伴有喘息，称为咳嗽变异性哮喘。

防止哮喘复发，要从细节入手，如衣服冷暖要适宜、科学调整饮食、适当加强锻炼、多晒太阳以及注意开窗通风、避免接触过敏原或过度劳累等。

穴位贴敷能够预防哮喘复发，近年来深受广大老百姓的信赖与喜爱。夏天的三伏天是一年中最热的时候，根据中医"冬病夏治""夏病冬防"的理论，此时阳气发泄，气血趋于体表，皮肤松弛，毛孔张开，贴敷药物更容易渗透皮肤，刺激穴位，起到疏通经络、调节脏腑的功效。 而冬天的三九天是一年中最冷的时候，此时阳气敛藏，气血不畅，皮肤干燥，毛孔闭塞，这时贴敷穴位，可起到温阳益气、健脾补肾益肺、祛风散寒的功效。

"三伏贴敷"与"三九贴敷"可以治疗多种反复发作及过敏性的呼吸道疾病，如支气管哮喘、慢性支气管炎、过敏性鼻炎、体虚感冒咳嗽等。如果能够连续贴敷3年以上，还可以调整机体的免疫力、减轻咳喘症状、减少疾病的复发。

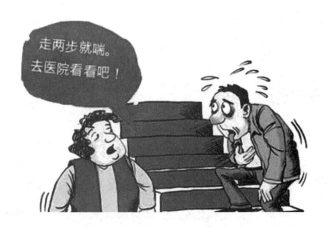

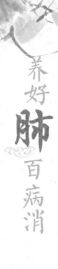

四、咳嗽咳痰

——辨清痰质好预防

痰是气管、支气管、肺泡的分泌物或渗出物。咳痰是呼吸道内的病理性分泌物借助咳嗽而排出体外的动作。生活中，我们见到咳痰总是看成小事，顶多吃点感冒药就了事了，殊不知痰液往往是不同疾病的前兆，不同特征的痰液预示着不同的疾病。铁锈色痰——肺炎链球菌感染；大量黄脓痰——肺脓肿或支气管扩张；红棕色胶冻样痰——肺炎克雷伯菌感染。粉红色泡沫痰——肺水肿；咖啡样痰——肺阿米巴病；痰量减少、体温升高——支气管引流不畅；脓痰有恶臭——厌氧菌感染；痰中经常带血是肺结核、支气管扩张、肺癌的常见症状。

碰到上述痰液应该及时去医院诊治。这样的痰液潴留在体内是极为有害的，它不仅能使呼吸道致病原生长繁殖，导致炎症的恶化、扩散或反复继发感染；还可阻塞支气管使通气与换气功能受损，从而发生缺氧、呼吸困难，病情因之更趋恶化。中医辨痰以颜色来分：黄痰有热；清痰有寒；痰多是湿气、水气重的表现。临床中要根据不同的痰质来对症治疗。

五、痰中带血

——当心，这不是小问题

痰中带血绝对是不容忽视的问题，若发现自己的痰中带血，请立即到医院检查。一般来说，痰中带血可见于肺结核、支气管扩张、肺癌。

结核俗称"痨病"，是结核杆菌侵入体内引起的感染，可累及全身多个器官，但以肺结核最为常见。本病一年四季都可以发病。15～35岁是结核病的高发年龄。本病潜伏期为 4~8 周，其中 80% 发生在肺部，主要经呼吸道传播，传染源是排菌的肺结核患者。近年来，随着环境污染和生活方式等的改变，结核病又卷土重来，发病率急剧增高。

本病常有低热、盗汗、颜面潮红、乏力、食欲减退、身体瘦弱等全身症状和干咳、咳痰或痰中带血丝、咯血、胸痛等呼吸系统表现。我们都知道林黛玉"面如桃花"，其实就是肺结核的典型表现之一，那不是美而是病。如果今后我们再看见面如桃花、总是感到疲劳的人，要建议他（她）去医院看看。

支气管扩张为气管的结构性改变，大多继发于急、慢性呼吸道感染和支气管阻塞后，反复发生支气管炎症，使支气管壁结构破坏，引起支气管持久的扩张。其临床表现为慢性咳嗽、咳大量脓痰、反复咯血。支气管扩张范围广泛者易损害肺功能，甚至发展为呼吸衰竭。所以，对于患有支气管扩张的患者，若吸烟应立即戒烟。此外，康复锻炼对于保持肺功能有一定的效果。支气管扩张患者可通过积极治疗，改善生命质量和延长寿命。

近几年来，随着空气污染的日益加重，肺癌的发病率显著增高。在欧美工业发达国家和我国的一些工业大城市中，肺癌发病率在男性恶性肿瘤中已居首位。肺癌的预后取决于早发现、早诊断、早治疗。在我国，由于早期诊断不足致使肺癌预后较差，86% 的患者在确诊后 5 年内死亡；仅有 15% 的患者在确诊时病变局限，5 年生存率为 50%。所以，编者在此提醒读者，经常体检是很重要的！如果有什么症状，尤其是痰中带血，千万别硬撑着，以免酿成大病。

六、突发背痛

——也许是气胸惹的祸

气胸听起来不那么多见，其实不然，很多时候是我们忽视了它才觉得

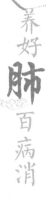
它不常发生。现在我们就来看看下面这个病例：

某学生是学校的篮球队员，一天他打篮球时感到胸背痛，用力呼吸会加重，当时以为是手扭伤引起的筋伤，觉得休息一会儿就没事了，结果没走多远就倒在地上，送到医院的时候才知道是自发性气胸。

这种事例并不鲜见，有的气胸发生时胸腔内积气少，通过休息就自行吸收，这样的情况往往易被人们所忽视了。只有当发生了我们所讲的这种病例时，人们才恍然大悟，原来发生了气胸。那么气胸到底是什么样的疾病呢？

气胸是指无外伤或人为因素的情况下，脏层胸膜破裂，气体进入胸膜腔导致胸腔积气而引起的病理生理状况。气胸按病理生理变化又分为闭合性（单纯性）、开放性（交通性）和张力性（高压性）三类。

部分患者在气胸发生前有剧烈咳嗽、用力屏气大便或提重物等诱因，但不少患者在正常活动或安静休息时发病。年轻健康人的中等量气胸很少有不适，有时患者仅在体检时才发现。本病特别多见于瘦弱、体态为"细长"型的人。开玩笑地说，长得越像筷子危险性越大。

气胸发生后要注意绝对卧床休息；保持情绪稳定，要将自己的症状告知医生与护士，并配合医生治疗；饮食上宜进食蔬菜、水果等易消化食物，避免便秘的发生；在气胸痊愈后的1个月内，不要做剧烈运动（如打球，跑步）；避免诱发气胸的因素，如抬提重物、剧烈咳嗽、屏气等，同时要戒烟。

七、胸痛

——心痛？肺痛？

在中医理论中"心为君主之官""肺为相傅之官"，因此心与肺的关系就是三纲中的君君臣臣。两者各司其职，共同负责人体气血运行与呼吸运动之间的协同调节。病理上，心气不足，心阳不振，血行不畅，就会影响肺的呼吸功能，出现胸闷、咳喘等症。也就是说，心君失于监管，臣肺就会疏于工作，身体没有得到应有的养分就会出现症状。反之，肺气虚弱，行血无力或肺失宣肃，肺气壅塞，可影响心的行血功能，易致心血瘀阻。也就是说臣肺工作疲劳或是工作出了差错，就会影响君心全盘的工作部署。从心肺的君臣关系来看，君错臣必错，臣错君有过。

所谓胸痛，大部分指的是颈部以下、胸骨剑突以上的前胸两侧范围的疼痛。我们都知道，胸腔内主要的两大脏器是心和肺，那么当感觉胸痛时，是心出了毛病，还是肺出了毛病呢？

心痛多见于冠心病，而其引起的心绞痛和心肌梗死是临床常见的危重症状。心绞痛的位置通常位于心前区、胸骨后或剑突下，放射痛部位多为颈部、下颌、肩膀及左上肢内侧。偶尔患者的疼痛也会放射至手指、手臂、颈部或下颌。疼痛的范围大小相当于一个握住的拳头。心肌梗死的疼痛位置与心绞痛相似，但持续时间长，疼痛也更加剧烈。放射痛的部位也类似于心绞痛。有些心梗患者以牙痛为首发症状而就医。典型的心绞痛及心肌梗死表现为绞榨痛、烧灼痛、闷痛及重压窒息感；有些心肌梗死患者甚至表现出恐惧、濒死的感觉。心绞痛所引起的疼痛常常仅持续数分钟。劳累、紧张、剧烈活动可以诱发心肌缺血，引起心绞痛，而休息、含服硝酸酯类药物则可以缓解心绞痛的发作。心肌梗死的诱因与心绞痛相似，但上述的缓解心绞痛的方法却对心肌梗死患者无效。

肺痛多见于气胸、胸膜炎、肺栓塞。患者的胸痛位置在患侧腋前线和腋中线附近，但如果累及肺底和膈胸膜的话，疼痛也可放射至同侧肩部和后背部。疼痛范围一般均为一手掌大小。肺尖部癌的疼痛以肩部、腋下为主，可以向上肢内侧放射。肺癌患者有时会出现胸部闷痛。肺栓塞的疼痛也为剧烈刺痛或绞痛，同时伴有呼吸困难；引起的疼痛则表现为持续性的疼痛。肺部疼痛症状可因咳嗽、呼吸而加剧，停止胸廓运动后症状则减轻或消失。

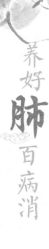

八、胸腔积液谁之过

在胸膜疾病当中，胸腔积液是最为常见的。胸膜腔为脏层胸膜与壁层胸膜围成的一个密闭潜在腔隙。正常情况下，胸腔内存在少量液体，一般为3～15毫升，其产生与吸收处于动态平衡。若胸膜发生病变，导致其渗出过多和（或）再吸收减少，即出现胸膜腔内液体积聚，形成胸腔积液。

引起胸腔积液的病因有很多，如结核性胸腔积液、恶性胸腔积液、心功能衰竭引起的胸腔积液、肝硬化引起的胸腔积液、寄生虫病、结缔组织病、腹部炎症、肺梗死、外伤等。其中结核和恶性肿瘤是引起胸腔积液的主要原因。

结核和肿瘤是导致渗出性胸腔积液的主要原因，因此能否尽快确诊或鉴别两病，是直接影响临床治疗和预后的关键。诊断治疗胸腔积液的第一步就是要鉴别胸水的性质是漏出液或渗出液。目前二者鉴别主要参照 Light 标准。如果胸水为漏出液，一般不必再做进一步检查。如果胸水是渗出液，必须进一步检查，明确病因。产生漏出液的原因包括充血性心力衰竭、血容量增加、低蛋白血症、肝硬化、肾病综合征等。产生渗出液的原因包括胸膜炎症（肺结核、肺炎）、风湿性疾病、淋巴管阻塞等。

对于胸腔积液的治疗主要是采取针对原发病的治疗、纠正体内生理病理变化、进行局部治疗和抽胸水的方法。结核性胸腔积液的治疗主要是抗结核治疗、抽胸水及糖皮质激素的辅助治疗，以减少渗出，预防胸膜肥厚粘连的产生。研究发现，90% 以上患者在半个月治疗后，临床症状逐渐缓解，胸水大部分吸收或明显吸收。说明只要采取及时有效的治疗措施，预后是良好的。针对恶性胸腔积液的治疗，主要是对原发疾病和胸腔积液的治疗，以减少胸腔积液的产生或减缓其产生速度、延长患者的寿命并提高患者的生存质量。

九、高热咳嗽
——小心支原体肺炎

肺炎为肺部急性感染所引起的肺实质性炎症，是最常见的疾病之一。本病有一个感染过程，受环境的影响，跟年龄有关系。肺炎在老年人和儿童当中的死亡率很高，不仅仅是传染。肺炎可以有很多感染原，细菌引起的叫细菌性肺炎，还有病毒性、过敏性、真菌性等。但肺炎基本的表现还是一样的，但是病原不同，也有不同的特点。我们这里主要说说支原体肺炎。

本病为肺炎支原体引起的急性呼吸道感染伴肺炎，多见于儿童及青少年，起病大多缓慢。初起有乏力、头痛、咽痛、鼻塞、发热、肌肉酸痛等。一般为中等发热，头痛明显，阵发刺激性咳嗽，咳黏液痰或脓痰，偶带血丝。一般来说，本病可以 7 天自愈，不用特殊治疗；西医治疗没有好的方法，罗红霉素、阿奇霉素治疗 7 天也好了，可能不治疗也能好；但老人、儿童还是建议治疗，以防引发其他疾病。

1.宝宝肺炎要重视

家里有小孩的人一般都有这样的经验，一旦家里的小孩生病了，家长最担心的就是发生肺炎。我们就来看看小儿肺炎都有什么表现。

① 喘鸣（痰鸣）：最先出现的症状就是喘鸣，尤其是夜间更为明显，宝宝常常会憋得喘不过气来。

② 吐沫：新生儿期，肺炎的又一明显的症状，就是嘴里吐沫，很像吐泡泡，特别是在宝宝睡着的时候，通常肺炎发展到一定程度才会吐沫。当然这里不包括 3 个月以上的婴儿，因为 3 个月以上的宝宝，他们有唾液了，开始长乳牙了。

③ 呼吸次数：肺炎时宝宝的呼吸次数会明显增加。新生儿期的宝宝安静睡眠时，呼吸次数不要超过 40 次 / 分，若 40～50 次 / 分需要到医院诊断，要么是流感，要么就是肺炎。婴儿期的宝宝随着运动量的不断增长，呼吸次数会不断减少，但通常也不超过 40 次 / 分。

④ 呼吸方式：深式呼吸，也叫腹式呼吸，在呼吸时胸部深深的凹陷下去。

⑤ 吐奶（吐水）：是以吐奶为主的表现，没有经验的家长会以为是把空气吃进了肚子，然后几天连"水"也吐了，才知道问题的严重性。呕吐的方式是"喷射"性的，区别于溢奶。

这里值得注意的是，小宝宝得了肺炎通常没有发热或者高热的情况，咳嗽也比较少，特别是新生儿的肺炎，咳嗽就更不明显。他们往往会把痰咽到肚子里，然后由大便排出来，所以，得了肺炎的宝宝大便会有些稀。肺炎的发生与孩子的体质、病原等有关，所以天气干燥时要多喝水，补充维生素，适当锻炼。同时，由于肺炎发病快，一旦孩子出现咳嗽、发热、寒战、精神萎靡、呼吸急促等呼吸系统症状时，应及时就诊，并做相关检查，早发现，早治疗。

小孩感冒最怕的就是高热不退、咳嗽不停。由于小孩的呼吸系统比较脆弱，常常稍不注意就会着凉引起感冒伴高热不退。在全球小儿肺炎也是 5 岁以下小儿的第一死亡原因。其实，适当的每年发几次热是有益于机体健康的，因为体内的免疫系统就像是国家的军队，如果总是休息不进行作战，久而久之战斗力就会下降。免疫系统也是一样，如果总是闲置，当有大病袭来的时候，会承受不住的。所以，发热是个生理过程，大家不要惊慌。但是，发热也有弊端，如果温度太高，恐怕会烧坏体内的器官，特别是对于小孩子。而在中医学看来，高热无论是什么原因引起的，大多有一个共同的特点：体内气机不畅，内外不通，致使人体不能像正常情况下那样内外通调，阳气被郁闭在体内，从而化热成火。

2. 身体里的"退热片"

人体上有几个退热的特效穴，分别是大椎、曲池、合谷（具体定位见第五章），退热效果立竿见影，我们可以称它们为身体里的"退热片"。这个大人、孩子都可，可以针刺放血或者拔罐。这个不是我们个人操作不了的事情。我们平时看韩剧，老百姓家都用刺络放血来退热、治疗感冒，效果很好。但要强调的是，一旦高热要马上到正规医院就医。如果是针对5岁以下儿童，拔罐与放血之法紧急情况可以使用，如半夜发热、旅游、家住的地方比较偏远等。

再有一种比较好的高热应急方法：发热的时候如果没有应手的东西，可以用5角或者1元的硬币蘸油，在后背脊两侧刮出两条红红的印迹。对了，这就是"刮痧"。刮痧作为一种很好的保健方法治疗发热也是有口皆碑的。为什么简简单单的两条红线就可以退热呢？中医将疾病的传变顺序按六经划分，疾病在表的时候是膀胱经。所以，如果通过手段去除这条经的邪气，发热的问题就轻而易举了。后背的那两条红线恰恰就是膀胱经的循行路线，所以，现在大家就可以明白为什么刮痧可以退热了。

十、口唇青紫
——严重缺氧的征兆

一名68岁老大爷和老伴在院子里散步时感觉头痛头晕，当时还能忍受，坚持了1个小时才回家。到家后头晕加重到医院就诊，患者肢体活动没有异常，神志清楚，但平时睡眠不好，并且口唇发绀明显，于是医生在问诊时就多留心问了几个问题。

询问患者："是否吸烟？"答："吸烟几十年，退休后戒烟，快十年了。"

问："平时嘴唇颜色暗吗？"答："平时嘴唇就是紫色，他们家的父母兄弟姐妹嘴唇都这颜色，以前吸烟时嘴唇比现在还红呢。"

问："平时咳嗽吗？"答："吸烟时经常咳嗽，现在没有什么太大的变化。"

问："平时睡觉打鼾吗？"答："有时打鼾，但感觉不严重，平时通常是仰面睡。"

问："有心脏病吗？"答："从没有诊断过冠心病，平时也没有胸闷、心慌。"

查了胸片，发现有结节，进一步行肺 CT 检查，明确诊断为肺癌。当有不正常表现时，千万不能因为平时如此，或经常如此，而忽略其不正常的因素。嘴唇是人体少数能看到皮下组织的地方，因为嘴唇的表皮下面密布毛细血管，而且嘴唇的表皮薄到我们能清楚地看到血管中血液的颜色。换而言之，我们可以通过嘴唇的颜色，来判断我们血液的颜色。当然色素沉着，天生肤色比较深的人受肤色影响，容易显得发黑发紫，这种嘴唇颜色较深的情况属于正常。中医望闻问切四诊当中，首先是望诊，中医辨证诊断离不开望色。西医认为血中缺氧多引起口唇发绀，最常见的就是心血管疾病及呼吸系统疾病。肺的通气及弥散功能减退，血携氧能力下降，则易发生口唇青紫的现象。

如何缓解口唇青紫呢？有如下三点建议：

1. 最好是在年轻时就做好心血管病的预防工作，合理安排学习、工作的时间，培养豁达、平和的个性，经常进行运动，不要暴饮暴食，饮食合理，心情舒畅。

2. 营养学家和医学家们均指出，多吃橘子、蔬菜可降低患冠心病、中风及高血压的概率，因橘汁中含有抗氧化、抗癌、抗过敏的成分，并能防止血凝。

3. 加强锻炼，提高机体抗病能力，积极治疗支气管及肺部疾患，防治感冒；宜进高热量、高蛋白、易消化的食物；有心衰者应控制水的摄入，忌烟酒；生活规律，顺应自然，秋冬换季时注意保暖，避免受风寒诱发或加重病情。

十一、胸部胀满如桶
——谨防肺气肿

春回大地，各类生物竞相勃发，人们的肺同样处于健康细胞和损伤细胞争相发展的关键时期。因为春季恰好万物复苏，同时气候频繁变化，肺部更易受到损伤，肺部疾病也容易复发甚至加重，此时不管是选择长期住院调理，还是长期大剂量使用激素控制病情，对患者来说都难以得到根本救治。

引起肺气肿的原因是慢性支气管炎。慢性支气管炎的症状表现主要以咳嗽、咳痰为主。咳嗽以晨间咳嗽为主；咳痰以白色黏液泡沫痰为主。这种咳嗽、咳痰每年发作 3 个月，连续 2 年或 2 年以上。引发慢性支气管炎的常见原因包括吸入香烟、粉尘等有害气体和有害颗粒。

有很多慢性肺气肿患者都有这样的经历：发病时疲乏无力、胸闷憋气，稍微活动时就呼吸困难、喘不上气，更有严重者依靠吸氧艰难度日。此类患者大多数早期无明显症状，仅在劳动、运动时感到气短，逐渐难以胜任原来的工作。随着肺气肿的发展，呼吸困难程度随之加重，以致稍一活动甚或完全休息时仍感到气短无力。最终导致胸部胀满如桶，称为桶状胸。

编者在这里特别提示：如果您出现了上述情况，请立即到医院检查。早发现，早治疗，预后是很好的，以免慢性支气管炎逐渐发展为肺气肿，若控制不佳，病情演变，会发展为慢性阻塞性肺疾病，进而影响呼吸功能，给生活带来不便。

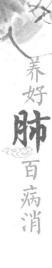

十二、干咳呛咳
——小心恶性肿瘤

现在医院呼吸科经常能见到这样一部分干咳呛咳的患者，早期未重视，最终被确诊为肺癌晚期。因此，生活中我们如果干咳呛咳 2 周以上，用了抗生素仍然不能缓解症状，就应该在医生的建议指导下拍片检查，排除肿瘤的可能。

很多人认为感冒、咳嗽是小病，没必要拍胸片，但如果久咳不愈就要警惕了。老年人若出现长期干咳，更应尽早就诊，查明干咳的原因。大多数肺癌患者的临床症状主要表现为咳嗽，初期为阵发性呛咳、无痰或少许泡沫痰，也可有大量黏液痰或脓痰，严重时还会痰中带血或间断性血痰。

其实肺癌在早期确实没有什么特殊症状，仅为一般呼吸系统疾病所共有的症状。如咳嗽、痰血、低热、持续胸痛、胸闷气短等是肺癌最常见的早期症状，但往往又很容易被患者所忽略。现在我们来看看肺癌早期的常见症状以及有哪些需要我们注意的因素。

咳嗽

咳嗽是肺癌患者最早和最常见的症状。凡以往无慢性呼吸道疾患，尤其是 40 岁以上，经过积极治疗，咳嗽持续 3 周以上不止者，应警惕肺癌的可能，需作进一步检查。至于老年慢性支气管炎患者，肺癌的发病率较一般人高，但其早期的咳嗽症状常易与原有的慢性咳嗽相混淆，因此而延误诊断的情况甚多。这时必须要注意咳嗽性质和咳嗽规律的改变。肺癌患者的咳嗽常为刺激性呛咳和剧咳、痰少，与原有的四季发病规律不符，经积极抗感染治疗无效，症状反见加重。

咯血

咯血是肺癌的第二个常见症状。咯血量一般很少，常为血丝痰，可持续数周、数月或呈间歇性发作。由于咯血的量少或间歇出现，易被人疏忽。中年以上出现血痰者，约有 1/4 为肺癌所致。因此，当出现不明原因的痰血时，应马上去医院。

胸痛

胸痛者约占肺癌患者的半数以上，特别是周围型肺癌，胸痛可为首发症状。胸痛常固定于病变部位，早期多呈间歇性隐痛不适，体位改变、深呼吸或咳嗽时可使之加剧。因此，凡不明原因而出现固定部位的胸痛，应早作相应检查。

声音嘶哑

声音嘶哑是肺癌最重要的一个早期特征，也是近年来国内外专家们在探寻的一个新发现。声音嘶哑可发生于咽喉炎、感冒、急性支气管炎及甲状腺、咽部手术后，也可发生于发声不当和讲话过度甚至大量吸烟、饮酒之后。但是，这类嘶哑一般均可对症处理或经休息而自愈。肺癌、甲状腺癌和喉癌引起的嘶哑与上类嘶哑绝然不同，尤其以肺癌更为突出。

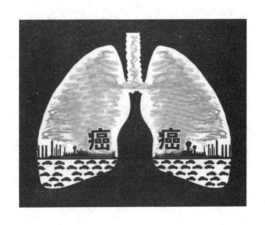

总之，咳嗽、咯血、持续胸痛、声音嘶哑都是肺癌的重要信号。此外，约有 1/3 以上的肺癌患者无任何明显的早期症状，只能依靠定期检查才能及早发现病变。肺癌的早期症状往往不是特别明显，70% ~ 80% 的患者就诊时已经是中晚期，这就需要对一些相关症状提高警惕。尤其是 40 岁以上，长期大量吸烟的人、有肿瘤家族史的人，以及在污染程度较高的环境中工作或生存的人要格外注意，见到这些症状，应立即去医院检查。

十三、杵状指

——严重肺病的信号

一位 40 多岁的中年男子，淋雨后高热、胸痛、咳铁锈色痰，辗转诊断为大叶性肺炎，但治疗不彻底，经常咳较多脓痰，时有臭味。家人发现其指端膨大变粗，再次就诊。医生详细询问病史，判定其杵状指乃因肺脓肿所致。手指或脚趾末端膨大，有如鼓槌或棒杵状，称为鼓槌指或杵状指。杵状指可以是先天性的，但大多数是后天继发于某些疾病的。杵状指的辨认不难，其发生多自拇指及食指继而遍及其他各指，一般都呈对称性。其特点为末端指（趾）节明显增宽增厚，指（趾）甲从根部到末端呈拱形隆起，使指（趾）端背面的皮肤与指（趾）甲所构成的基底角等于或大于 180°。杵状指指（趾）端软组织增生及血管增多，多数骨骼末端变粗。

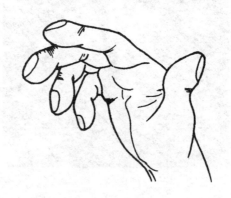

杵状指多见于循环系统、呼吸系统、消化系统等的疾病。循环系统多见于法洛四联症、亚急性细菌性心内膜炎、感染性心肌炎、风湿性心脏病、慢性充血性心力衰竭等。呼吸系统多见于支气管肺癌、支气管扩张、慢性肺脓肿、肺气肿、肺结核、胸腔肿瘤等。消化系统多见于慢性溃疡性结肠炎、慢性细菌性痢疾、幽门癌等。其他多见于特发性骨关节病、先天性梅毒，某些中毒如砷、磷、酒精等。

十四、入睡打鼾
——睡眠呼吸暂停综合征

人的一生约有 1/3 的时间是在睡眠中度过的，睡眠质量的好坏不仅会影响一个人的精神状态，还会影响人的身体健康。人们通常认为，只要睡得着、睡得香就是睡得好，殊不知熟睡中表现出的一些小细节，往往是某些疾病的前期征兆，比如打鼾。

小舌下垂、呼吸道受阻、年纪大、肥胖等因素，都会造成打鼾。如果轻度打鼾，可以尝试将枕头垫高一点，保持侧睡并养成睡眠时用鼻呼吸的习惯；打鼾严重者则需到医院睡眠呼吸诊疗科做检查。

现在医学界认为，夜间睡眠时如果呼吸停止持续的时间超过 10 秒即被认为是呼吸暂停，此时血液中的氧气减少，机体处于缺氧状态。如果这种呼吸暂停频繁发生，每小时出现 5 次以上或在 7 小时的睡眠过程中累计超过 30 次，就可认为是睡眠呼吸暂停综合征。这说起来很复杂，其实您想想，睡觉的时候有没有被憋醒的时候，如果有那就是这病了，得赶紧治疗。其中夜间最常见、最典型的症状之一是打鼾，一般来说鼾声越响标志着气道狭窄越明显。

在白天，睡眠呼吸暂停综合征的常见表现为嗜睡，即白天不分时间、

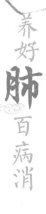
不分地点不可抑制地打瞌睡，甚至在开会、看书、听课时也会不由自主地进入梦乡；病情严重者在与别人谈话时都会不自觉地酣然入睡。由于这类患者睡眠质量太差，因此约有 2/3 的患者会有不同程度的睡眠过多，有的人的睡眠时间常常可达十几个小时，甚至整天昏睡不醒。

引起睡眠呼吸暂停综合征的原因，常常是多种病因共同作用的结果，特别是肥胖、上呼吸道感染、心脏病、饮酒和老年患者发病更为明显。肥胖和体重超标的人应特别引起注意，肥胖与睡眠呼吸暂停相互影响，互相加重，容易形成恶性循环。

有睡眠呼吸暂停综合征的人应及时去医院治疗；平时打鼾的人要及时查清原因，对症治疗。

十五、慢性咳嗽
——可能是咳嗽变异性哮喘

关于慢性咳嗽的定义，目前认为咳嗽时间持续在 3 周以上，又无明显肺疾病证据的咳嗽称为慢性咳嗽。咳嗽往往是患者唯一的就诊症状。

在门诊经常会遇到一些患有慢性咳嗽的患者，反复发作，短则数月，长则数年。有的患者甚至描述咳嗽发作时"生不如死"，可见貌似简单的"咳嗽"带给患者多少身心的困扰。一部分患者把自己反复发作的"咳嗽"归结为"咽炎"，那么患者真的是患了咽炎这么简单吗？无论作为医生还是患者，对待疾病均不宜"小题大做"，但也不能"大题小做"，以免治不得法，贻误病情。下面我们就来看一个简单的病例。

小惠不久前着凉感冒，鼻塞、流涕、咳嗽等症状一并发作，她及时吃下感冒药才稍微缓解，但"咳嗽"并没有止住。她觉得可能是感冒引起了急性支气管炎，吃些止咳药就会好。然而将近一个月过去，止咳药水喝了一瓶又一瓶，抗菌药也换了很多种，咳嗽却一直不见好转。小惠不得不再次找到呼吸科医生就诊。医生详细询问后得知：小惠经常会因为运动、冷空气、刺激性气味诱发咳嗽，而且以干咳为主，很少咳痰；小惠常常在晚上睡觉前咳一阵，半夜醒来又咳一阵，早上起床还要再咳一阵；小惠咳嗽时就像开机关枪，咳得面红耳赤，有时甚至连胆汁都呕了出来，严重影响了她的工作和生活。于是，医生建议她进行糖皮质激素治疗。医生指出：你的咳嗽并非简单的感冒"后遗症"，而是一种特殊类型的哮喘——咳嗽变异性哮喘，若不及时治疗，也可以发展为典型哮喘。结果小惠遵医嘱使用糖皮质激素吸入治疗，并逐渐减量，一个月后停药并恢复。

临床上有不少像小惠一样的患者常认为感冒后的咳嗽都是"气管炎"或"支气管炎"，自行服用抗生素和化痰止咳药物后咳嗽仍不能缓解。所以，别以为咳嗽都是感冒"后遗症"之类的小事情，吃些化痰止咳药物慢慢就会好，一旦感冒后咳嗽久治不愈或出现长期慢性咳嗽，要及时到医院就医，尽早找出病因。

咳嗽变异性哮喘主要表现为慢性咳嗽，以刺激性干咳为主，痰少，常在夜间或清晨持续反复发作，运动后加重；感冒、冷空气、灰尘、油烟等容易诱发或加重咳嗽。被确诊为咳嗽变异性哮喘的患者不用过分担心，只要在医生的指导下进行适当的抗炎解痉治疗，一般都能有效地缓解咳嗽症状，避免发展为典型哮喘。

1. 变异性哮喘及时预防

除了常规的平喘治疗外，患者也可根据哮喘的防治原则进行以下预防和治疗：

① 积极查找致敏原。仔细观察每次咳嗽发作前有什么因素存在，找出致敏因素，加以避免，防止再次接触。

② 避免诱因。咳嗽变异性哮喘发作的诱因有三种可能：一是气候改变，冷空气刺激为主要诱因，冬季清晨出门要穿暖并戴上口罩；二是运动后咳嗽

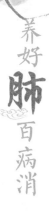
加重，因而要尽量避免剧烈运动或吸入速效解痉药物后再进行运动；三是情绪激动、大哭大闹亦可诱发咳嗽发作，因而要尽量保持情绪稳定。

2. 哮喘患者的自我救护

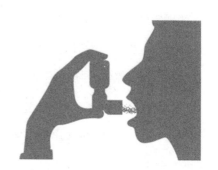

哮喘发病较为紧急，而患者发病时大多情况下是在医院之外，此时患者自己或家人对病情的处理显得十分重要。患者平时应随身携带几种扩张支气管的气雾剂，如 β_2 受体激动剂类和抗胆碱药等，以备不测。哮喘急性发作时，轻轻挤压盖边，移开咬嘴的盖，拿着气雾剂，检查附着在吸入器的内外侧包括咬嘴的盖上的松散物质，并用力摇匀，确保所有松散物质被弃去且吸入器内物质被充分混合。轻轻地呼气直到不再有空气可以从肺内呼出。将咬嘴放进口内，并合上嘴唇含着咬嘴。在开始通过口部深深地、缓慢地吸气后，马上按下药罐将 β_2 受体激动剂释出，并继续吸气。屏息 10 秒或在没有不适的感觉下尽量屏息久些，然后再缓慢地呼气。

此后依据病情可以每 20 分钟重复 1 次。1 小时后若仍未能缓解，应口服缓释茶碱类配合吸入糖皮质激素气雾剂，并继续每隔 4 小时左右吸入一次 β_2 受体激动剂，仍不能缓解者马上到医院就诊。除药物外，患者还可以采取一些非药物疗法，如以指代针，揉压按摩双侧合谷、内关、风池、天突等穴位；也可以做吞咽动作数次，对有的患者会有所裨益。

3. 哮喘患者调护好自己的情绪

百病皆生于气，哮喘尤是如此。保持精神愉快、乐观开朗、心境平和是防止哮喘复发的重要措施。首先应了解哮喘病的有关知识，树立战胜哮喘的信心，消除紧张情绪，减轻压力。患者家属在这方面应对患者进行鼓励和开导，协助患者克服恐惧、抑郁、依赖等心理。要多培养一些兴趣爱好，比如听音乐等方式来陶冶情操，进行放松训练等心理调控方法，来使自己保持一个良好的心情。有许多哮喘患者是紧张激动死的。我的一位哮喘患者，平时没有大事，经常去逛街、玩玩等，有一次，感冒住院了，看见同屋的病友去世了，她就开始紧张，天天睡不好觉，哮喘发作就更害怕了，越害怕越重，一周后真的永远地离开我们了。

十六、老人胸闷

——莫忘查肺

胸闷，是老年人经常出现的症状，但是除了素有呼吸系统疾病的老患者之外，大部分老年胸闷患者会认为这是心脏病在作祟，很少有患者会主动要求查肺。其实，胸中主要有肺、心两个脏器，任何一方出现问题都能导致胸闷的症状，因此胸闷时两者都要重视。

老年人胸闷常见于慢性支气管炎、支气管扩张、肺气肿、慢性阻塞性肺疾病、肿瘤、胸腔积液等疾病。其中慢性支气管炎、支气管扩张、肺气肿、慢性阻塞性肺疾病会有呼吸系统疾病的病史及咳嗽、咳痰的症状，一般不容易漏诊；胸腔内肿瘤一般在早期不会引起明显的呼吸系统症状，只表现为胸闷、气短等很容易与老年人常见的冠心病相混淆，容易被老年患者忽视。作者本人遇到过一位75岁固执的老年患者，胸闷气短4个月，因平素心电图有心肌缺血的表现，此次胸闷气短就按照冠心病自行服药，但症状始终未见缓解，反而逐渐出现胸痛、咯血，后在家属的劝说下到医院就诊，系统检查后发现是肺部的恶性肿瘤，错过了治疗的最佳时期。在为老人扼腕痛惜的同时，提醒大家，老年人胸闷时不要忽视肺部疾病的检查。

在警惕肺部肿瘤的同时也提醒读者注意，许多疾病都是以胸闷为主要表现，因此不要读了这段文字后就对胸闷十分畏惧。这里只是提醒大家在胸闷出现时不要忽视肺部疾病的检查，贻误最佳的治疗时机，大家切记不可对号入座。

十七、两手发青

——小心肺动脉高压

肺动脉的主要功能是将静脉血液输布到肺中，使静脉血液中的二氧化碳与肺中呼吸进来的氧气进行气体交换。因此当肺动脉压力升高时，人体的静脉回流就会受阻，上肢静脉回流受阻，双手的末梢就会表现出乏氧的症状而出现双手发青。这就好比堵车，如果主干道上车流堵塞，那么其他小路上的车子就不容易进入主干道，于是这一方向上的小路也会堵车。双手发青就是静脉血管这条通路上堵车的信号之一。

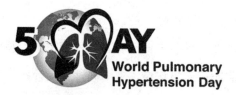

长期的慢性支气管炎、阻塞性肺气肿治疗不佳可累及肺血管，导致肺动脉压力增高。肺动脉高压在早期一般没有明显的症状，日久会出现气短、乏力、呼吸困难、周围发绀，或有心悸、咯血、声音嘶哑等，还可影响右心功能，发展为肺心病。有肺动脉高压表现的人要及时去医院诊治。

肺动脉高压患者该如何食疗，来减缓疾病的发展呢？

首先饮食宜清淡而富于营养；宜低胆固醇、低盐、低糖饮食；忌食刺激性食物，如酒类、辣椒等；限制高热量食物，如米、面，特别是糖类；勿食高胆固醇食物，如蛋黄、动物内脏等。

肺动脉高压患者平时应多食富含维生素 C、维生素 B₆、维生素 P 等的食物，因为这些维生素都有软化血管和降低血胆固醇的作用。维生素 P 以橘子、柠檬、苹果、梨、桃、樱桃、石榴、葡萄、西红柿中含量最高。

此外，宜进食含钾丰富的蔬菜水果。高钾蔬菜有降低血压、防止动脉胆固醇沉积、预防脑出血和保护肾脏、心脏的作用。含钾丰富的果蔬有马铃薯、橘子、香蕉、葡萄等。

编者特别推荐一个食疗方：白菜煮豆芽。

材料：白菜 200 克，黄豆芽 100 克，绿豆芽 100 克，豆腐 100 克，虾仁 50 克，姜 5 克，葱 5 克，蒜 3 克，素油 30 克。

做法：把白菜洗净，切 5 厘米长的段；黄豆芽、绿豆芽洗净，去须根；豆腐洗净，切成 5 厘米见方的块；虾仁洗净；姜切片；葱切段；蒜去皮切片。把锅置武火上烧热，加入素油烧至 6 成热时，下入姜、葱、蒜爆香。加入清水 1000 克，下入豆芽、豆腐、虾仁、盐。用武火烧沸，再用文火煮 25 分钟即成。吃菜喝汤。每日 1 次。

功效：清热解毒，降低血压。可降低肺动脉高压患者的血压，保持血压恒定，延缓疾病的发展。

十八、慢阻肺应谨防肺心病

慢性肺源性心脏病是由肺组织、肺动脉血管或胸廓的慢性病变引起的肺组织结构和功能异常，导致肺动脉压力增高，右心扩张、肥大，伴或不伴右心衰竭的心脏病。它可以发生于老年人，但多数是从中年迁延发展而来。老年肺心病大多是从慢性阻塞性肺疾病发展而来。本病的发病率很高，尤其在吸烟人群中，且呈逐年增高的趋势。

这类患者起初肺、心功能代偿良好，主要是慢性阻塞性肺疾病的表现，即慢性咳嗽、咳痰、喘息，活动后可感心悸、气短、呼吸困难和劳动耐力下降，并有不同程度的发绀等缺氧症状。若治疗控制不佳，病情发展严重，肺、心功能失代偿时，主要表现为呼吸衰竭和心力衰竭。此时由于心肺功能同时遭到破坏，预后一般较差。肺心病患者容易发展为心衰。

中医认为治疗肺病可以从治疗脾胃入手，即"培土生金"法。因此饮食应以健脾开胃为主，多吃些富含维生素、微量元素、足够热量和优质蛋白的食物及容易消化的食物，如新鲜蔬菜、水果、瘦肉、鱼、虾、豆制品等。忌食咸、辣、油腻的食物，禁酒。

除此之外，编者还建议最好做到以下几点：

①由于绝大多数慢性肺心病是慢性阻塞性肺疾病、慢性支气管炎、支气管哮喘并发肺气肿的结果，因此，积极防治这些疾病才是根本措施。

②讲究卫生，戒烟，增强体质，提高全身抵抗力，减少感冒和各种呼吸道疾病的发生。呼吸道感染是慢性肺心病患者发生呼吸衰竭的常见诱因，平时应注意防范。

③患者锻炼心肺的呼吸方法有腹式呼吸和缩唇呼吸两种。

腹式呼吸要求患者平卧，一手放在胸前，一手放在腹部，用鼻吸气，吸气时鼓肚子，胸部尽量不动；用嘴呼气，呼气时收腹，尽量把气呼出。呼吸频率以每分钟 7~8 次为宜，吸气和呼气的时间比例应为 1：2 或 1：3，也就是说吸气时间短，呼气时间长。呼吸时要缓呼深吸，自然而不要特别用力。每天早晚各锻炼 1 次，每次 10~20 分钟。

缩唇呼吸较腹式呼吸更易进行。患者用鼻子吸气，把嘴噘成口哨状，把气呼出，吸气和呼气的时间比为 1：2 或 1：3，让肺内残气排出。患者可根据自身情况，每天做几次，每次 3~5 分钟。

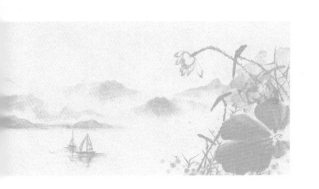

第四章

养肺护肺怎么吃？会吃才是硬道理

一、白色食物养肺气

白色在五行中属金。我们从五行的角度认为，白色食物对肺很有好处，有益肺气之功等。如白萝卜、白菜、冬瓜、百合、银耳、莲藕、莲子、牛奶、豆浆、米饭、白芝麻等，都有养肺润肺的作用。

此外，白色食物还是一种安全性相对较高的营养食物。因其脂肪含量比肉类低得多，因此高血压、心脏病等患者，食用白色食物会更好。白色食品大多含有纤维素及抗氧化物质，具有提高免疫力、预防溃疡病和胃癌、保护心脏的作用。

1. "真菌皇后"——竹荪，养肺佳品

竹荪是一种珍贵的食用菌，被称为"真菌皇后"，是食疗佳品。其是寄生在枯竹根部的一种隐花菌类，形状略似网状干白蛇皮。它有深绿色的菌帽，雪白色的圆柱形菌柄，粉红色的蛋形菌托，在菌柄顶端有一围细致洁白的网状裙从菌盖向下铺开，被人们称为"雪裙仙子""山珍之花""真菌之花""菌中皇后"。竹荪营养丰富，香味浓郁，滋味鲜美，自古就列为"草八珍"之一。竹荪味甘、微苦、性凉，入肺、胃经，对老年人咳嗽、气短效果很好，但平时脾胃虚寒的人慎食。日常生活中，竹荪最常见的吃法，是用来做汤，比如竹荪鸡汤。

竹荪具有滋补强壮、益气补脑、宁神健体、补气养阴、润肺止咳、清热利湿的功效，能够保护肝脏，减少腹壁脂肪的积存，有"刮油"的作用。某些地区患癌症的概率较低，这可能与他们经常用竹荪与糯米一同泡水食用有关。现代医学研究也证明，竹荪中含有能抑制肿瘤的成分。竹荪中均匀多糖和非均匀多糖的含量丰富，如膳食纤维、D- 半乳糖、D- 甘露醇、木糖、

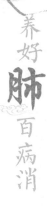

葡萄糖等。竹荪多糖具有明显的机体调节功能和防病作用。

2. 多吃白燕麦，闲杂"病"不来

白燕麦是一种低糖、高营养、高能量食品，食用方便，口感也较好，可在超市买到，如果平日爱感冒，体质虚弱的患者可以食用。白燕麦中的膳食纤维具有许多有益于健康的作用，可降低甘油三酯（三酰甘油）的低密度脂蛋白，促使胆固醇排泄，防治糖尿病，有利于减少糖尿病血管并发症的发生；可通便导泄，对于习惯性便秘患者有很好的帮助。据中国医学科学院卫生研究所综合分析，中国裸燕麦含粗蛋白质 15.6%、脂肪 8.5%，还有淀粉以及磷、铁、钙等元素。燕麦中水溶性膳食纤维分别是小麦和玉米的 4.7 倍和 7.7 倍。燕麦中的 B 族维生素、尼克酸、叶酸、泛酸都比较丰富，特别是维生素 E，每 100 克燕麦粉中高达 15 毫克。此外燕麦粉中还含有谷类食物中均缺少的皂苷（人参的主要成分）。

燕麦的医疗价值和保健作用，已被医学界所公认。据 1981—1985 年中国农科院与北京市心脑血管研究中心、北京市海淀医院等 18 家医疗单位 5 轮动物实验和 3 轮 997 例临床观察研究证明，裸燕麦能预防和治疗由高血脂引发的心脑血管疾病。即服用裸燕麦 3 个月（日服 100 克），可明显降低心血管和肝脏中的胆固醇、甘油三酯和 β 脂蛋白，总有效率达 87.2%。其疗效与冠心平（氯贝丁酯）无显著差异，且无副作用。对于因肝肾病变、糖尿病、脂肪肝等引起的继发性高脂血症也有同样明显的疗效。长期食用燕麦，有利于糖尿病和肥胖症的控制。

3. 多吃白梨、百合，让我们的肺滋润一下吧

白色属金应肺，历代医家都认为白色食物是补肺养生的佳品。前面

介绍了补肺气的白色食物，其实白色食物也可以滋养肺阴。何为肺阴？若将肺脏比作机器，肺阴就好比润滑油，当空气干燥或内部磨损较大时，机器的润滑油就容易耗损，机器运转的时候就会听到零件间摩擦产生的声响。所以肺阴伤咳嗽，可以理解为肺阴这个润滑油少了之后出现的声响。那怎样给我们的肺涂抹润滑油呢？下面给大家介绍两种滋养肺阴的明星食品。

◉ 白梨

入秋后，几乎每个人都要吃上几口白梨，不光是因为白梨的丰收和味美，更多是因为白梨滋润肺阴的效果。白梨味甘、微酸，性凉，入肺、胃经，具有生津润燥、清热化痰、解酒的作用，用于热病伤阴或阴虚所致的干咳、口渴、便秘等症，也可用于内热所致的烦渴、咳喘、痰黄等症。

说起滋肺效果最好的，要属冰糖雪梨和雪梨饮，这是大家最熟悉的做法。制作时将白梨去皮、核，把蜂蜜放在梨心中，然后放入碗中蒸熟服食。适用于干咳少痰者，尤其是小儿秋季干咳。做雪梨饮时，将雪梨去皮切碎，捣汁饮用，或将其熬膏加蜂蜜饮用。适用于因秋燥引起口干、口渴、咽干等症状的人。

生食白梨在享受其美味的同时也可以起到滋养肺阴的效果，所以秋天或是空气干燥的时候多食白梨能够润肺抗燥、防咳养生。白梨可清喉降火，播音、演唱人员经常食用煮好的熟梨，能增加口中的津液，起到保养嗓子的作用。白梨补肺好，但食用时要注意以下三点：①梨性寒凉，一次不要吃得过多；②脾胃虚弱的人不宜吃生梨，可把梨切块煮水食用；③吃梨时喝热水、食油腻食品会导致腹泻。

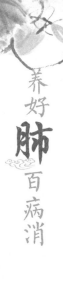

◉ 百合

百合是一种非常理想的解燥润肺的食品。百合质地肥厚，醇甜清香，甘美爽口，性平，味甘、微苦，有润肺止咳、清心安神之功，对肺热干咳、痰中带血、肺弱气虚、肺结核咯血等症，都有良好的疗效。此外，百合还有清热、宁心、安神的作用，可用于热病后余热未清、烦躁失眠、神志不宁，以及更年期出现的神疲乏力、食欲缺乏、低热失眠、心烦口渴等症状。

百合的五大功效：

① 润肺止咳：百合鲜品含黏液质，具有润燥清热作用，中医用之治疗肺燥或肺热咳嗽等症常能奏效。

② 宁心安神：百合入心经，性微寒，能清心除烦、宁心安神，适用于热病后余热未消、神思恍惚、失眠多梦、心情抑郁、喜悲伤欲哭等病症。

③ 美容养颜：百合洁白娇艳，鲜品富含黏液质及维生素，对皮肤细胞新陈代谢有益。常食百合，有一定美容作用。

④ 防癌抗癌：百合含多种生物碱，对白细胞减少症有预防作用，能升高血细胞，对化疗及放射性治疗后细胞减少症有治疗作用。百合在体内还能促进和增强单核细胞系统的吞噬功能，提高机体的体液免疫能力。因此，百合对多种癌症均有较好的防治效果。

⑤ 该品甘凉清润，主入肺心，长于清肺润燥止咳、清心安神定惊，为肺燥咳嗽、虚烦不安所常用。

4. 甘蔗，润肺又益胃

肺脏喜润恶燥，滋润的食品有润肺的作用。甘蔗味甘性寒，甘可滋补养血，寒可清热生津，故有滋养润燥之功，适用于低血糖症、心力衰竭、津液不足、咽喉肿痛、大便干结、虚热咳嗽等病症。民间常用蔗汁、葡萄酒各50克，混合服，早晚各 1 次。本方法对治疗慢性胃炎、反胃呕吐也有很好的疗效。南方的甘蔗汁就可以治疗口干、舌燥、便秘等肺燥证。甘蔗中含有丰富的糖分、水分，还含有对人体新陈代谢非常有益的各种维生素、脂肪、蛋白质、有机酸、钙、铁等物质，主要用于制糖，现广泛种植于热带及亚热带地区。

甘蔗是水果中唯一的茎用水果，也是水果中含纤维（包括非膳食纤维）最多的一种水果。甘蔗含糖量高，浆汁甜美，被称为"糖水仓库"，可以给食用者带来甜蜜的享受，并提供相当多的热量和营养。

5. 白果富含硒，提高抵抗力

白果味甘、苦、涩，性平，具有敛肺气、定喘嗽、止带浊、缩小便的功效，可用于哮喘、痰嗽、白带、白浊、遗精、淋证、小便频数。白果因有微毒，不宜多食，熟食每人 15～30 粒为宜，去心多吃无妨；生食 6～10 粒为宜。白果可以做白果鸡丁、白果粥、白果汤等膳食。

经常食用白果，可以滋阴养颜，抗衰老，扩张微血管，促进血液循环，使人肌肤、面部红润，精神焕发，延年益寿，是老幼皆宜的保健食品和款待国宾上客的特制佳肴。其种仁中的黄酮苷、苦内脂，对脑血栓、老年性痴呆、高血压、高血脂、冠心病、动脉硬化、脑功能减退等疾病还具有预防和特殊的治疗效果。

白果果仁含有多种营养元素，除淀粉、蛋白质、脂肪、糖类之外，还含有维生素 C、核黄素、胡萝卜素、钙、磷、铁、钾、镁等元素，以及银杏酸、白果酚、胆固醇等成分，具有益肺气、平咳喘、止带虫、缩小便、平皱皱、护血管、增加血流量等食疗作用和医用疗效。根据现代医学研究，银杏还具有通畅血管、改善大脑功能、延缓大脑衰老、增强记忆能力、治疗老年痴呆症和脑供血不足等功效。除此以外，银杏还可以保护肝脏、缓解心律不齐、防止过敏反应中致命性的支气管痉挛，还可以应用于哮喘、移植排异、

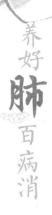

心肌梗死、中风、器官保护和透析。

6. 银耳——穷人的燕窝

银耳被称为"穷人的燕窝"。燕窝虽补，但价格昂贵，而银耳无论颜色、口感、功效都和燕窝相似，且价格便宜。银耳性平、味甘淡，有滋阴、润肺、益气、补脑、强心之功效，适宜于一切妇孺、病后体虚者。银耳的蛋白质中含有 17 种氨基酸，人体必需氨基酸中的 3/4 银耳都能提供。银耳还含有多种矿物质，如钙、磷、铁、钾、钠、镁、硫等，其中钙、铁的含量很高，在每 100 克银耳中，含钙 643 毫克、铁 30.4 毫克。此外，银耳中还含有海藻糖、多缩戊糖、甘露醇等肝糖，营养价值很高，具有扶正强壮的作用，是一种高级滋养补品。质量上乘者称作雪耳，被人们誉为"菌中之冠"，既是名贵的营养滋补佳品，又是扶正强壮之补药。历代皇家贵族将银耳看作是"延年益寿之品""长生不老良药"。

需要提醒的是，很多人用热水泡发银耳，因为热水泡发的速度快，但这会影响银耳泡发的数量，而且也会影响银耳的口感（用热水泡发的银耳口感黏软）。正确的泡法是用凉水（秋冬季节可用温水），泡发后应去掉未发开的淡黄色根部。

7. 罗汉果多吃吃，痰液排多多

传说有一个古老的瑶寨，寨中有一位姓罗的樵夫。樵夫的母亲整天咳喘不已，异常痛苦，但是家中一贫如洗，根本没有钱请郎中诊治。一日樵夫上山砍柴被马蜂蜇伤，踉踉跄跄逃到一簇青藤前，青藤上结满了一只只形似葫芦的野果。又饿又累的他心中一喜，摘下一只，狼吞虎咽地吃了起来。没想到这野果竟然香甜可口，清凉怡人。他突发奇想："说不定以清凉的果汁涂在伤口上会缓解疼痛呢。"他把果汁往伤口上涂，即时伤处的疼痛竟开始缓解，没过多久，伤处红肿疼痛完全消失。惊喜之余，他便摘了好些野果带回家中，给患病的母亲当水果吃。母亲吃后第一天觉得清凉润喉，神清气爽；第二天觉得咳喘有所减轻……母亲的咳喘竟不治而愈。后来一位郎中知道此事便把这果子列为药材。由于樵夫姓罗，郎中名汉，故把这种不知名的野果称为罗汉果。罗汉果具有清热润肺、止咳、利咽、润肠通便的功效，用于肺火燥咳、咽痛失音、肠燥便秘等症。

8. 益肺的宝贝——贝母

相传某地一李姓孕妇，得了"肺痨"，因身体虚弱，孩子刚生下来就晕过去了，当她苏醒时孩子已死，连生两胎，都是这样。公婆和丈夫十分烦恼，要把媳妇休掉，再娶一个能养活孩子的。媳妇听闻伤心大哭。正巧，有个郎中从门口经过，就说："我有办法。"公婆和丈夫都不相信。郎中说："夫人肺有邪，气不足，我有一味药，让她连吃3个月，一年后定能生下来个健康孩子。"

从此丈夫每天按医生教的上山挖药，煎汤给媳妇喝。喝了3个月，媳妇果然怀孕，10个月临盆，生下一个大胖儿子。大人没有发晕，小孩平安无事。一家人高兴得简直合不上嘴。孩子过一百天，他们买了许多礼物，敲锣打鼓，到郎中家道谢。

丈夫问郎中："此药何名？"郎中说："此野草无名。"丈夫想了想："我的孩子名叫'宝贝'，母亲又安全，就起名叫'贝母'吧。"贝母的名字就这样流传下来了。

贝母可分为川贝母、浙贝母和土贝母。其中川贝母，微寒、味甘，归肺经，有润肺、止咳、化痰的功效。川贝母最常见的食疗方是川贝蒸梨：鸭梨1只，去梨核，取川贝母10克左右，研成粉末放入挖空的梨中，用锅蒸1个小时，加适量冰糖调味后食用。

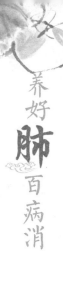

二、辛味食物宣肺气

1. 肺虚适当吃辣

辛为阳，《素问·阴阳应象大论》记载："气味辛甘发散为阳，酸苦涌泄为阴。"张志聪注："言气味故分阴阳，而味中复有阴阳之别，辛走气而性散，甘乃中央之味，而能灌溉四旁，故辛甘主发散为阳也。"辛能散、能行，有发散、行气、行血等作用，从辛的作用趋势将其定性为阳。

辛先入肺，《素问·至真要大论》记载："夫五味入胃，各归其所喜……辛先入肺。"《素问·五脏生成》载："肺欲辛……此五味之所合也。"《素问·宣明五气》载："五味所入……辛入肺。"辛之所以入肺，在于辛在五行应金，而肺属金。《尚书·洪范》载："金曰从革……从革作辛。"《素问·金匮真言论》载："五脏应四时，各有收受乎？西方白色，入通于肺，开窍于鼻，藏精于肺，故病在背，其味辛，其类金。"

气病勿多食辛，《素问·宣明五气》载："五味所禁：辛走气，气病无多食辛。"张志聪注："肺主气，辛入肺，故走气，气病而多食之，反辛散而伤气也。""久而增气，物化之常也，气增而夭，夭之由也。"《素问·至真要大论》"辛先入肺"，故适度的辛补肺气，但过度的辛反伤肺气。

2. 夏季养生，省苦增辛

唐代"药王"孙思邈曾把饮食与季节的变化联系起来，根据季节的不同和身体的营养需要，将平日的一日三餐转变成一种养生健身的方式。他在《千金要方》中提出："夏七十二日，省苦增辛，以养肺气。"省苦增辛，即少食苦味，多进辛味。中医五行学说认为，夏时心火当令，而苦味食物尽管有清热泻火、定喘泻下等功用，却会助心气而制肺气，因此不建议夏季多吃，以免心火过旺。由于心火能够克肺金，而辛味归肺经，所以在夏季，尽管天气炎热，人们也应适当多吃些辛味的东西，如辣一点的萝卜以及葱白、姜、蒜等，有发散、行气、活血、通窍、化湿等功效，可补益肺气，尤其是肺气虚的人更应如此。不过，古籍虽对，也需要结合现在的实际情况进行调整。如今，湘菜、川菜等辣味食物走俏全国，人们食辣的水平节节攀升，过于强调"增辛"就可能过犹不及。从理论上说，辣椒的辣属于中医学中所指辛味中口感偏重的一种，不应过食，而葱、蒜或其他辛辣菜品相对温和，可适当多吃，如此，才能真正达到养肺气之功效。

3. 薄荷叶、薄荷油，轻宣风热不可少

薄荷，为唇形科多年生草本植物薄荷的茎叶，我国南北均产，而尤以江苏太仓、江西吉安产者著名。

中医认为，薄荷性味辛、凉，入肝、肺经，有疏散风热、清利头目、解表透疹之功，为中医临床常用的发汗解热药。《本草纲目》言"薄荷，辛能发散，凉能清利，专于疏风散热。故为头痛、头风、眼目、咽喉、口齿诸病之要药"。《用药法象》言其可"清头风，除风热"。《医余星》记载"薄荷通关格，利咽喉，令人口香"。药理研究表明，薄荷的主要成分为薄荷油，其中有薄荷醇、薄荷脑、薄荷酮等。薄荷醇、薄荷酮等挥发油能作用于体温调节中枢，使皮肤血管扩张、解肌开腠、发汗散热。薄荷油能抑制胃肠平滑肌收缩，对抗乙酰胆碱而呈现解痉作用；并能促进呼吸道腺体分泌而对呼吸道炎症有治疗作用；外用时还能刺激神经末梢的冷感受器而产生冷感，并反射性地造成深部组织血管的变化而起到消炎、止痛、止痒的作用，并有清凉之感。体外试验还表明，薄荷煎剂对多种病毒、致病菌有不同程度的抑制作用。薄荷油与薄荷脑常用来制作清凉油、仁丹、风油精等，还是制造牙膏、

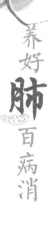

漱口剂、香精、果酒、糖果等的原料。中老年人夏秋季节吃些薄荷或薄荷粥，可以清心怡神，疏风散热，增进食欲，帮助消化。但本品煮制时不宜久煎，以免挥发油散失。且本品芳香辛散，发汗耗气，体虚多汗者不宜选用。

4. 生姜助肺气

中医认为，生姜味辛、性温，归肺、胃、脾经，具有发汗解表、温肺止咳、温中止呕的作用，适用于胃痛泛酸、恶心呕吐、咳嗽有痰、消化性溃疡、胀满、泄泻等属于脾胃受寒及风寒感冒等患者的治疗和日常保健。

相传在秦岭北麓，有个叫蒙峪沟的偏僻山村。远古时候，这里有个勤劳勇敢的小伙子，每天到古木参天、百花芬芳、玉龙吐雾的秦岭山谷中砍柴。突然这一带发生一种山风毒瘴疾病，不少人生命垂危。为解除乡民痛苦，这位小伙子不怕艰难险阻，脚蹬树皮，腰系树叶，肩背藤筐，跨过九十道沟，尝了九十九样草。他就是生在蒙峪沟的神农氏。

一天，炎帝神农来到蒙峪沟外的红崖村，只见这里杂草丛生，散发出阵阵辛辣的浓香，顺着浓香的方向跑去一看，却见一棵像竹叶的小草。他扒开黄土，将这棵奇异小草捧在手上，抹掉泥土，仔细端详，并亲口尝了尝，连声称赞："好药，好药！辛辣无毒，健胃益脾。"从此，神农氏走南闯北，向生民推荐这"五指草"的功能。后来又根据这"五指草"能生食医病的特点起名叫生姜。为纪念生姜的问世，神农氏也改姓姜，后人把红崖村又称姜氏城。后来又在姜氏城附近瓦峪寺修建了神农祠，每年农历七月十二神农庙会时，乡民特意给这位始祖献上一碗生姜汤。姜城堡至今还流传着"神农尝百草"，最后尝"五指草"——生姜的故事。

实验研究证明，生姜具有抗菌作用，对金黄色葡萄球菌、白色葡萄球菌、伤寒等痢疾杆菌和铜绿假单胞菌均有抑制作用，还可以促进血液循环、解热、镇痛、抗炎、镇静、催眠、抗惊厥。因此，生姜可用于上呼吸道感染的预防，也可以作为多种疾病的保健良药。

5. 葱白助肺通阳

中医认为，葱味辛、性温，归肺、脾经，具有解表散寒、通阳解毒的作用。作为调料，葱的主要功能是去除荤、腥、膻等油腻厚味及菜肴中的异味，并产生特殊的香味，还有较强的杀菌作用。适用于怕冷发热、恶寒头痛、肢冷的感冒及阴寒的腹痛、痢疾等患者的治疗和日常保健。其功效如下：① 发汗解表：适于外感风寒的轻证。② 通达阳气：可用于阴寒内盛，格阳于外，脉微，厥逆，腹泻者，可配伍附子。③ 此外，本品外敷治疗疮痈疔毒。

平时，如果天气突然变冷，而没有关注天气预报的您衣服穿少了就出去逛街了，回到家出现各种感寒的症状，不要着急。买些羊肉片、胡椒粉，还有最最重要的葱段，煮一碗羊汤，放上些白醋、食盐，保证一大碗下去，您的感冒一定缓解！

三、常见肺部疾病的简易食疗方法

1. 过敏性鼻炎

过敏性鼻炎又称变应性鼻炎，是鼻腔黏膜的变应性疾病，并可引起多种并发症。另有一型由非特异性刺激诱发，无特异性变应原参加，不是免疫反应过程，但临床表现与上述两型变应性鼻炎相似，称血管运动性鼻炎或神经反射性鼻炎。此种刺激可来自体外（物理、化学方面）或体内（内分泌、精神方面），故有人看作是变应性鼻炎，但因在机体内不存在抗原－抗体反应，所以脱敏疗法、激素或免疫疗法均无效。

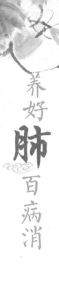

◉ 蜂蜜

我们建议过敏性鼻炎的患者或容易花粉过敏的人，每天喝一小勺蜂蜜。蜂蜜中含有微量的蜂毒。蜂毒是蜜蜂体内的一种有毒液体，但在临床上被用于支气管哮喘等过敏性疾病的治疗。蜂蜜里面含有一定的花粉粒，经常喝会对花粉产生一定的抵抗能力。这就相当于让机体慢慢适应这种花粉的刺激。

◉ 苍耳子茶

苍耳子为菊科植物苍耳带总苞的果实，味辛、苦，性温，有毒，归肺经，具有散风除湿、通窍止痛的功能，用于鼻渊头痛、风湿痹痛。

材料：苍耳子 12 克，白及 9 克，葱白 13 根，茶叶 12 克。

做法：用沸水冲泡成茶饮服。

功效：有抗菌、通鼻功效。苍耳子有小毒，莫要多食。

2. 风寒感冒

风寒感冒是风寒之邪外袭，肺气失宣所致。通俗说就是我们常说的着凉感冒，即外感风寒引起肺卫功能失调而出现的一系列不适症状。主要症状可见怕寒怕风，通常要穿很多衣服或盖大被子才觉得舒服点；后脑袋疼，连带脖子转动不灵活；鼻涕是清涕，白色或稍微带点黄；如果鼻塞不流涕，喝点热开水，开始流清涕，这也属于风寒感冒；此外，还有无汗、头痛身痛、咳嗽吐稀白痰、口不渴或渴喜热水、苔薄白等，通常是因为劳累，没休息好，再加上吹风或受凉所致。风寒感冒通常秋冬季节常见。现在就让我们学习一下风寒感冒的食疗方法，从而更好地呵护自己和家人的身体。

◉ 姜丝萝卜汤

材料：生姜 25 克，萝卜 50 克。

做法：生姜切丝，萝卜切片，两者共同放入锅中，加水适量，煎煮 10 ~ 15 分钟，再加入红糖适量，稍煮 1 ~ 2 分钟即可。每日 1 次，热服。

功效：祛风散寒解表。

◉ 葱豉汤

材料：葱白 2 根，豆豉 10 克。

做法：用水 500 毫升，入豆豉，煮沸 2 ~ 3 分钟，之后加入葱白、调料出锅。趁热服用，服后盖被取汗。

功效：解表散寒。

◉ 香菜葱白汤

材料：香菜 15 克，葱白 15 根，生姜 9 克。

做法：将香菜、葱白、生姜分别洗净，切碎共同放入锅中，加清水适量，煎煮 10 ~ 15 分钟，去渣取汁饮服即可。每日 2 次，连服 2 ~ 3 日。

功效：发表散寒。

◉ 姜糖饮

材料：生姜 10 克，红糖 15 克。

做法：生姜切丝，以沸水冲泡，加盖约 5 分钟，再调入红糖。每日 1 次，趁热顿服，服后盖被睡卧取汗。

功效：疏散风寒，和胃健中。

◉ 苍耳鸡蛋

材料：鸡蛋 1 个，苍耳子 6 克。

做法：将苍耳子去刺炒黄，研成细末，加入鸡蛋中打成蛋浆，炒熟。

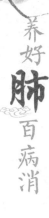

趁热食用，每日1次，连服3日。

功效：散风止痛。

3. 风热感冒

风热感冒是风热之邪犯表，肺气失和所致。症状表现为咽喉红肿疼痛，通常在感冒症状之前就痛；咳嗽、咳痰，痰通常呈黄色或黑色；鼻塞流涕，通常为黄涕；发热重，微恶风，有汗，口渴喜饮，便秘，舌苔带点黄色，也有可能是白色的，舌体通常比较红，脉象通常为数脉或洪脉，就是脉搏比正常的为快、为大。患风热感冒要注意多饮水，饮食宜清淡，可以喝萝卜汤或梨汤，也可以用下面的食疗方进行调养。

◉ 杭菊糖茶

材料：杭菊花30克，白糖适量。

做法：将杭菊花放茶壶内开水浸泡，加白糖适量。代茶饮服。

功效：通肺气，止咳逆，清三焦郁火。适用于风热感冒初起、头痛发热患者。

◉ 黄芪生姜大枣粥

材料：黄芪15克，大枣15克，生姜3片。

做法：将黄芪洗净切片，生姜、大枣洗净，一同用大火煮沸，再改用小火煮1小时左右即成，饮汤即可。趁热食用，每日2次，连服3日。

功效：能增进食欲、散寒解表，是治疗体虚风热感冒的良药。

◉ 冬瓜莲叶扁豆粥

材料：冬瓜500克，白扁豆30克，鲜莲叶15克。

做法：将白扁豆、莲叶、冬瓜洗干净，冬瓜连皮切成小块。把白扁豆、莲叶一起放入锅内，加清水适量，大火烧沸后，下冬瓜，然后用小火煮1~2小时，调味即可饮用。每日3次，热服。

功效：有清肺热、化痰止咳之功效。

🔵 薄荷粥

材料：薄荷15克，粳米60克，冰糖适量。

做法：薄荷煎取药汁候凉，取粳米加水煮粥，待粥将成时，加入薄荷汁及适量冰糖。稍温即服，得汗最佳。

功效：薄荷为疏散风热之要药，加粳米、冰糖制粥，能促使邪出。

4. 秋燥咳嗽

秋燥是人在秋季感受燥邪而发生的疾病。病邪从口鼻侵入，初起即有津气干燥的症状，如鼻咽干燥、干咳少痰、皮肤干燥等。燥有两种不同的性质：一偏于寒，一偏于热，秋燥是外感六淫的病因之一，人体极易受燥邪侵袭而伤肺，出现口干咽燥、咳嗽少痰等症。下面介绍一些具有滋阴补肺功用的食膳。

🔵 百合粥

材料：百合30克，粳米100克，白糖适量。

做法：粳米和百合洗干净后，放入锅中，加适量的水，烧开后，文火煮成粥，调入白糖即成。每日早、中餐时服用。

功效：润肺止咳，养阴生津。

🔵 百合炖芦笋

材料：鲜百合100克，鲜芦笋50克。

做法：将百合掰成瓣，撕去内膜，盐水浸泡后用清水洗干净备用；芦

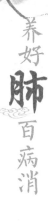

笋洗干净，切成段备用；炒锅洗干净，加入适量的水和百合煮到七成熟的时候，加入切成段的芦笋，煮熟后即可饮用。每天 1 次即可。

功效：这种药膳比较适合那些因为秋燥而流鼻血、口干舌燥，甚至心生烦躁的人。

◉ 百合润燥汤

材料：干百合 50 克，北沙参 15 克，冰糖 15 克。

做法：清水煎煮。可以代茶饮，味道清甜可口，可为秋季家中常备饮品。其中煲汤和煮粥比较营养。

功效：养阴清肺润燥，适用于空气干燥引起的干咳、口干咽燥。

◉ 冰糖银耳莲子羹

材料：银耳，红枣仁，莲子，冰糖。

做法：银耳泡发去蒂；莲子洗净，稍微浸泡 15 分钟；红枣仁也浸泡片刻；将所有材料混合，加入适量的水，放入电压力锅中，煮大约 50 分钟，加入冰糖，冷却后入冰箱冷藏，味道最佳。

功效：温肺止嗽，养阴清热。

◉ 银百秋梨羹

材料：银耳 10 克，百合 10 克，秋梨 1 只，冰糖适量。

做法：将秋梨洗净，去核，切小块，加入水发银耳及百合、冰糖，放入碗中蒸 1 小时即成，食梨喝汤。

功效：有滋阴润燥、止咳化痰的功效，适用于干咳少痰者。

◉ 沙参银耳汤

材料：银耳 10 克，百合 5 克，北沙参 5 克，冰糖适量。

做法：将诸药煎 2 次，每次 2 碗水成 1 碗，煎约 40 分钟，合并药液，服时加热，加冰糖少许，早中晚服用。

功效：有滋阴润肺、止咳化痰的功效。

5. 支气管炎

支气管炎是指气管、支气管黏膜及其周围组织的慢性非特异性炎症。临床上以长期咳嗽、咳痰或伴有喘息及反复发作为特征。慢性咳嗽、咳痰或伴有喘息，每年发作持续 3 个月，连续 2 年或以上，并能排除心、肺等其他疾患而反复发作；部分患者还可发展成阻塞性肺气肿、慢性肺源性心脏病。

◉ 木耳大枣冰糖汤

材料：银耳 10 克，大枣 5 枚，冰糖适量。

做法：将银耳、大枣加入少许冰糖，炖成汤服用。平时也可食用。

功效：木耳性味甘平，有清肺热、养胃阴、滋肾燥的功效。此汤适用于老年慢性支气管炎之脾肺气虚久咳不愈症。

◉ 枇杷叶粥

材料：枇杷叶 10 克，大米 50 克。

做法：将枇杷叶水煎煮后过滤取浓汁，再加入大米煮粥。食用时放入适量冰糖。建议在气候干燥时食用。

功效：枇杷叶味苦、微寒，归肺、胃经，具有清肺止咳、降逆止呕等功效。此粥适用于痰热壅肺、肺阴不足型慢性支气管炎的咳嗽、痰稠、气喘等症。

6. 哮喘

哮喘，是由多种细胞特别是肥大细胞、嗜酸性粒细胞和 T 淋巴细胞参

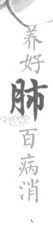

与的慢性气道炎症，在易感者中此种炎症可引起反复发作的喘息、气促、胸闷和（或）咳嗽等症状，多在夜间和（或）凌晨发生。气道对多种刺激因子反应性增高，但症状可自行或经治疗缓解。全世界约有 1 亿哮喘患者，哮喘已成为严重威胁公众健康的一种主要慢性疾病。我国哮喘的患病率约为 1%，儿童可达 3%。据测算全国约有一千万以上的哮喘患者。中医学称"哮病"，是一种以呼吸急促、喉间哮鸣为主要特征的病症。

哮喘是临床常见病，发病呈现上升趋势。本病无论儿童还是成人都能发病，并有遗传倾向。在我国，哮喘高发的主要原因之一就是预防不到位，老百姓缺乏防治知识。我们先在本章里介绍两款防治哮喘的药膳，供大家参考。本药膳不仅限于哮喘患者，气管不好、爱咳嗽的人都可以食用。

◎ 五味蛋

材料：五味子 10 克左右，鸡蛋若干。

做法：先将五味子放入锅中煮 30 分钟，冷却后，把鸡蛋放入，浸泡 7 天后取出。每天早上煮食 1 个。

功效：有敛肺、滋肾、平喘之功效，适用于肺肾皆虚之久嗽、哮喘。

◎ 银杏粥

材料：银杏肉 10 克，粳米 60 克。

做法：将银杏肉、粳米洗净，放入锅中，加水适量，煮熬成粥，放入白糖，拌匀即可食用。在春秋或容易发病的季节食用。

功效：具有止咳平喘的功效。

7. 肺炎

肺炎是指终末气道、肺泡和肺间质的炎症。其症状有发热，呼吸急促，持久干咳，可能有单边胸痛，深呼吸或咳嗽时胸痛，有痰可能痰中带血。

肺炎很多人都得过，也不是什么重病，一段时间肯定能好，但如果要恢复到得病之前的健康状态不是件容易的事。这时中医药膳就能大显身手，甚至能使患者恢复到比当初更好的状态。

◉ 雪梨煮黑豆

材料：雪梨 2 个，黑豆 30 克。

做法：将雪梨洗净，切片，再将黑豆冲洗后一同放入锅内，加适量水，用文火炖 40 分钟，待烂熟后饮汤食雪梨。病后稳定即可服用。

功效：具有清热解毒、润燥生津的功效，适用于干咳少痰、痰中带血、潮热盗汗、口干咽燥等病症。

◉ 瘦肉白菜汤

材料：瘦肉 50 克，白菜 150 克。

做法：将瘦肉和白菜分别切成丝，放入沸水中煮熟捞出备用；将锅中放入少许油，烧开后，放入蒜，再加瘦肉丝和盐，入汤煮熟，再加白菜丝煮沸即可食用。

功效：白菜性平，味甘，具有清热解毒、化痰止咳的功效。此汤适用于急、慢性肺炎患者。

8. 支气管扩张

支气管扩张，是指一支或多支近端支气管和中等大小支气管管壁组织破坏造成的不可逆性扩张，是呼吸系统常见的化脓性炎症。其主要致病因素为支气管的感染阻塞和牵拉，部分有先天遗传因素。患者多有麻疹、百日咳或支气管肺炎等病史。其典型症状为慢性咳嗽，伴大量脓痰和反复咯血。

气管不好的多是老年人，这病不要命，但咳起来真要命，百合是很好的选择。在东方有这样的传说，古代有许多妇女和儿童被海盗囚禁在一个孤

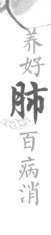

岛上，饥饿的人们发现一种像蒜头一样的草根煮过后非常好吃，还能使身体衰弱和咯血的人恢复健康。这种既可食用又可润肺止咳的花，因其鳞茎状的根层层叠叠好像有许多张叶片组合而成，人们就为其取名"百合"，象征着吉祥如意。我们第一道防治支气管扩张的药膳用的就是百合。

◎ 百合枇杷膏

材料：新鲜百合 2000 克，枇杷 500 克（去皮、核），蜂蜜 100 克。

做法：百合洗净，与枇杷、蜂蜜同置锅内加水拌匀，用文火焖酥，然后用微火炒至不粘手为度，取出冷却。

功效：本方适用于支气管扩张，咳嗽、咯血鲜红、口干咽燥者。

◎ 银耳鲜藕粥

材料：银耳 50 克，鲜藕 500 克（去节），糯米 50 克。

做法：藕洗净后绞取其汁，银耳和糯米加水如常法煮粥，粥将稠时加入藕汁，至熟时加入冰糖适量。健康人及气管不好的人均可食用。

功效：此方适用于支气管扩张，咯血、干咳少痰者。

9. 矽肺

矽肺是由长期吸入大量游离二氧化硅粉尘所引起，以肺部广泛的结节性纤维化为主的疾病。矽肺是尘肺中最常见、进展最快、危害最严重的一种类型，临床主要表现为咳嗽、咳痰、胸痛、呼吸困难、咯血等。

◎ 荸荠治矽肺

荸荠味甘、性寒，可用于热病伤津烦渴、咽喉肿痛、口腔炎、湿热黄疸、高血压病、小便不利、麻疹、肺热咳嗽、矽肺、痔疮出血。荸荠不可生吃，因为荸荠生长在泥中，外皮和内部都有可能附着较多的细菌和寄生虫，所以一定要洗净煮透后方可食用。

材料：鲜荸荠、鲜白萝卜各 100 克，冰糖适量。

做法：将荸荠、白萝卜洗净，切碎，捣汁，放入容器内，然后加入冰糖，隔水加热 2~3 分钟即成。每日 1 剂，分 2 次饮用。

功效：有清热、化痰、止咳的作用，对矽肺所致的咳嗽、咽干、咳痰不畅或痰中带血等症有一定的疗效。此外，常饮此汁还可清除体内矽尘。

10. 肺癌

肺癌是最常见的肺部原发性恶性肿瘤。绝大多数肺癌起源于支气管黏膜上皮，故亦称支气管肺癌。近 50 年来，世界各国特别是工业发达国家，肺癌的发病率和病死率均迅速上升；死于癌症的男性患者中肺癌已居首位。肺癌在早期并没有什么特殊症状，仅为一般呼吸系统疾病所共有的症状，如咳嗽、痰血、低热、胸痛、气闷等，很容易被忽略。

雪梨具有生津润燥、清热化痰之功效，特别适合秋天食用，对急性气管炎和上呼吸道感染患者出现的咽喉干、痒、痛、音哑、痰稠、便秘、尿赤均有良效。

● 甘草雪梨煲猪肺

材料：甘草 10 克，雪梨 2 个，猪肺约 250 克。

做法：梨削皮，切成块；猪肺洗净，切成片，挤去泡沫，与甘草同放砂锅内，加冰糖少许、清水适量，小火熬 3 小时后服用。每日 1 次。

功效：养阴润肺，清热生津，化痰止咳。

主治：热伤阴之肺癌。

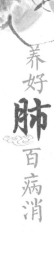

◉ **白芷炖燕窝**

材料：白芷9克，燕窝9克，冰糖适量。

做法：将白芷、燕窝隔水炖至极烂，过滤去渣，加冰糖适量调味后再炖片刻即成。每日1～2次。

功效：白芷归肺经，具有止痛、消肿排脓的作用；燕窝具有滋阴润肺、补脾益气的作用。二者合用可补肺养阴、止咳止血。

11. 肺结核

肺结核中医称肺痨，是由结核杆菌引起的一种慢性肺部传染病。本病由于正气虚弱，感染痨虫，侵蚀肺脏所致，以咳嗽、咯血、潮热、盗汗及身体逐渐消瘦等为主要临床表现，并具有传染性的慢性消耗性疾病。

◉ **清蒸鳗鱼**

材料：鳗鱼200克，香菇、海米、葱、姜少许。

做法：将活鱼宰杀，洗净，切成5厘米长的段，但底面微微连接，不全切断。然后将鳗鱼放盘内，放入调料，将肥肉片、香菇、海米、葱、姜等放在鱼上面，上笼蒸熟。鱼蒸好后，拣出葱、姜，把盘内汤浇在鱼身上；另将姜切末加醋，供蘸鱼肉食用。每2日1次，1～2周为1疗程。

功效：祛风湿，补虚羸，杀虫，养阴补肺。鳗鱼富含多种营养成分，具有补虚养血、祛湿、抗结核等功效，是久病、虚弱、贫血、肺结核等患者的良好营养品。鳗鱼体内含有一种很稀有的西河洛克蛋白，具有良好的补精壮肾功效，是年轻夫妇、中老年人的保健食品。鳗鱼是富含钙质的水产品，经常食用，能使血钙增加、身体强壮。鳗鱼的肝脏含有丰富的维生素A，是夜盲患者的优良食品。鳗鱼本身不能杀灭结核杆菌，但常吃鳗鱼，可提高人体免疫力，改善患者的阴虚症状。

◉ 胡萝卜蜂蜜汤

材料：胡萝卜 1000 克，蜂蜜 100 克，明矾 3 克。

做法：将胡萝卜洗净切片，加水 350 克，煮沸 20 分钟，去渣取汁，加入蜂蜜、明矾，搅匀，再煮沸片刻即成。

功效：胡萝卜具有清热解毒、降气止咳的作用；蜂蜜具有生津止渴、提高人体免疫力的功效。二者合用，祛痰止咳，适用于咳嗽痰白、肺结核咯血等症。

◉ 竹荪鸡汤

材料：竹荪适量，鸡 1 只，姜片、盐白胡椒少量。

做法：将鸡洗净，鸡屁股切除不要，视鸡的大小可以整只或者斩断炖汤。鸡肉凉水下锅，大火烧开后转至中火，仔细地将锅中浮起的沫打干净，然后将姜块拍散，放进鸡汤中，中火一起再煮至鸡肉烂熟即可（1~1.5 小时）。

干的竹荪用凉水泡开，并用手洗净表面的泥沙，将水滗出备用。可以根据自己的情况，将竹荪煮到整锅鸡汤里，或者用小的汤锅盛出适量的鸡肉和汤，烧开后下竹荪，待再次烧开后，用少量盐、白胡椒调味即可。中午或晚饭饮用即可。

功效：补气养阴，润肺止咳，清热利湿。

12. 肺心病

肺心病，即慢性肺源性心脏病，最常见者为慢性缺氧性肺源性心脏病、阻塞性肺气肿性心脏病，是指由肺部胸廓或肺动脉的慢性病变引起的肺循环阻力增高，致肺动脉高压和右心室肥大，伴或不伴有右心衰竭的一类心脏病。肺心病在我国是常见病、多发病。慢性肺心病的早期表现是长期咳嗽、

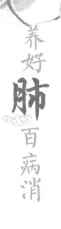

咳痰及不同程度的呼吸困难，特别是活动后或在寒冷季节里症状更为明显。

肺心病患者的饮食应遵循七大原则：

第一，饮食要有节制。肺心病病程长，消耗大，且由于右心功能不全致胃肠道瘀血，影响消化与吸收，导致食欲减退。这两者是相互矛盾的，应给患者提供既营养丰富（像牛奶、鸡蛋等优质蛋白）又易于消化吸收的食物。可以少食多餐，这样既保证了营养供给，又不致加重胃肠负担。

第二，注意五味调和。饮食有酸、甜、苦、辣、咸五味之分，不同的疾病对五味有不同的禁忌。如呼吸困难、咳嗽者，应忌食辣品；伴心功能不全者，宜低盐饮食；有高血压、动脉硬化的患者，应进低脂饮食。中医讲，过食肥甘厚味，易助湿、生痰、化热；过食生冷食物，易损伤脾胃阳气，以致寒从内生；偏食辛辣等刺激性食物，又能使肠胃积热，内生火热毒邪。所以决不能单纯按个人嗜好而偏食。当然，烹调也要讲究五味调和，使饮食饭菜美味适口，以增加患者的食欲。

第三，饮食要与病情寒热相适应。疾病有寒证、热证之分，饮食也应注意与寒热相应。肺心病缓解期多为虚寒证候，故宜温热的饮食，忌生冷咸寒饮食；急性发作期多有痰热之邪，应忌辛温燥热和肥甘厚味之品。

第四，肺心病患者应以清淡饮食为主。中医历来主张清淡饮食养生，百姓常说"鱼生火，肉生痰，青菜萝卜保平安"。当今世上许多长寿老人的养生秘诀，大多也是以清淡饮食为主。

第五，肺心病患者体力差，活动少，易发生便秘；又由于消化功能障碍，食肉食则不易消化。因此，应多吃蔬菜、水果等富含营养且易消化的食物。

第六，碳水化合物（糖类）的比重不能过大。因为太多的糖可增加二氧化碳的生成。糖摄入过多还可诱发胰岛素释放，更加重呼吸衰竭的发展。因此，在什么阶段应给患者吃什么食物，吃多少，都要根据医护人员的科学指导，才能发挥真正的营养疗法的作用。

第七，摄入蛋白质的量应适当。过量的蛋白质会使中枢的通气驱动作用增强，从而增加呼吸负荷，不利于患者的恢复。在营养比例上，最好是碳水化合物占 50%～60%，蛋白质占 15%～20%，脂肪占 20%～30%。

这些都是肺心病患者在饮食疗法方面需要注意和遵循的几个方面，当然也可以根据自己的口味调配不同的菜谱，只要不违背这些原则就可以。

◉ 人参核桃水鱼汤

材料：水鱼肉（或羊肉）200～300 克，核桃 15 克，人参 10 克，五味子 5 克，甘草 5 克，怀山药 10 克，茯苓 10 克，杏仁 10 克，陈皮 10 克，葱 2 根，生姜 10 克，黄酒 2 汤匙，食盐 5 克，酱油半汤匙。

做法：水鱼肉洗净，去爪去头，去内脏（若无水鱼肉，可用羊肉代替）；核桃洗净；人参、五味子、甘草等七味药洗净；葱洗净切段，姜洗净切片。

将水鱼肉（或羊肉）与核桃及人参、五味子等药材同放入砂锅或钢锅内，加入清水或鸡汤适量，大火煮滚后撇去浮沫，加入葱段、姜片、黄酒，改用小火慢炖 1～2 个小时，至肉烂时取出，加入食盐、酱油适当调味后即可食用。每日 1 次，食肉喝汤，佐餐或单独食用，连食 1～2 周为 1 疗程。

功效：具有补肺化痰、止咳平喘的功能，适用于慢性肺源性心脏病出现咳嗽咳痰、气喘胸闷、呼多吸少、难以平卧、心悸气短、食欲欠佳、下肢水肿等症。在《本草纲目》中鉴定真假人参的方法之一就是口含人参跑上 2 里路，平时跑不下来的人一口气能跑下来就是真人参。

◉ 银杏核桃补肺粥

材料：粳米 100 克，核桃 15 克，银杏 6 粒，人参 5 克，茯苓 10 克，陈皮 10 克。

做法：粳米淘洗干净，银杏剥去外壳，核桃洗净切碎，人参洗净切片，茯苓、陈皮洗净。将人参、茯苓、陈皮同放入砂锅或钢锅内，加水 1 碗，大火煮滚后改用小火煎煮 30 分钟。将人参片拣去备用，茯苓、陈皮弃之不

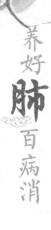

用，药汁保留备用。

将粳米、银杏仁、核桃仁与人参片同放入砂锅或钢锅内，加水适量，大火煮滚后，改用中火熬粥，然后加药汁继续熬煮20分钟，粥成为度。每日2次，早晚食用，1~2周为1疗程。

功效：益肺补肾，纳气平喘。适用于肺心病出现咳嗽气喘、痰稀带有泡沫、胸闷气短、活动时喘息气短加重、休息时减轻、腰酸疲倦、尿频夜尿多、下肢水肿等症。

13. 便秘

◉6种食物轻松改善便秘

便秘是人们生活中最常遇见的一个问题，是一件看似简单而实际比较复杂，既使人痛苦而又令人尴尬的事情。据统计，约半数以上的人曾受过便秘的折磨，特别是在老年人、孕妇、儿童和节食减肥者中发生率很高。下面就给大家推荐6种简单食物，轻松改善便秘。

① 熟香蕉：香蕉味甘、性寒，入胃经，具有生津止渴、润肺滑肠的功效，凡温热病、口烦渴、大便秘结、痔疮出血者适于常吃，但脾虚泄泻者却不宜。香蕉含有丰富的膳食纤维、糖分、蛋白质、维生素及矿物质，具有很好的润肠通便功能，热量也在水果中居高，且富含钾，有明显水肿或需要禁盐的患者不宜多吃，可以内服、煎汤或捣汁。不过，专家表示，这种作用只有熟透的香蕉才具有，生香蕉可能会起到反作用，因为生香蕉味涩，有收敛固涩的作用，能引起便秘。

谈到这我想说一个事情，香蕉可以治疗便秘又可以治疗腹泻。如果腹泻可以吃上两根香蕉就可以缓解腹泻，轻者可以痊愈。不要多吃，吃多了可能会适得其反。中医的药物既包括平时我们所说的中药，更包括我们平时吃的大枣、苹果、香梨、粳米、玉米等水果与主食。而用量更是中医博大精深之处，有的小剂量用是一种作用，大剂量则出现另一种或相反的效果。

②核桃：核桃仁含蛋白质、碳水化合物、磷、铁、β胡萝卜素、核黄素等，除了润肠通便外，还有补肾固精、温肺定喘之功能，可治疗肾虚喘嗽、腰痛脚弱、阳痿遗精、小便频数、大便燥结等。长期服用，疗效更佳，且无副作用。患有便秘的老年人不妨一试。

③柚子、葡萄柚：午、晚饭后，吃半个或一个葡萄柚，吃到通便顺畅为止。

④地瓜（红薯）：地瓜味甘，性温，能滑肠通便、健胃益气。其含有较多的纤维素，能在肠中吸收水分，增大粪便的体积，起到通便的作用。

⑤糙米：糙米含有丰富的蛋白质、淀粉、维生素 B_1、维生素 A、维生素 E、纤维素、钙、铁和磷等矿物质，其中丰富的纤维素有助于排便。

⑥苹果：苹果含有丰富的水溶性食物纤维——果胶。果胶有保护肠壁、活化肠内有用的细菌、调整胃肠功能的作用。所以它能够有效地清理肠道，预防便秘。

同时，苹果里的纤维，能使大便变得松软，便于排泄。另外，苹果里的有机酸，能刺激肠蠕动，有助于排便。

◉ 自制汤水调便秘

肺气清肃下降，与大肠的传导功能相互依存。大肠之所以能传导，以其为肺之腑，肺气下达，故能传导，是以理大便必须调肺气。

①蜂蜜甘蔗汁：蜂蜜、甘蔗汁各1杯，拌匀，每日早晚空腹饮。适用于肺热便秘。

②黄芪玉竹煲兔肉：黄芪、玉竹各30克，兔肉适量，加水煮熟，盐调味服食。适用于肺气阴两虚便秘。

③首乌红枣粥：何首乌30克，红枣10枚，冰糖适量，粳米60克。先将何首乌水煎取药汁，再与红枣、粳米共煮粥，粥成入冰糖，溶化后服食。适用于血虚便燥。

④ 芝麻核桃粉：黑芝麻、核桃仁各等份，炒熟，研成细末，装于瓶内。每日 1 次，每次 30 克，加蜂蜜适量，温水调服。适用于阳虚冷秘。

⑤ 鸡薯羹：鲜白毛鸡矢藤 15～30 克、白心番薯 200 克（切细），煎水，加适量冰糖服用。

⑥ 黄芪笋鱼汤：黄芪 10～20 克、党参 15～30 克、黑芝麻 12～24 克（布裹）、玉竹 15～30 克、陈皮 5 克、笋壳鱼 100～150 克，煲汤。适用于肺气虚便燥、大肠津液不足之便秘。

⑦ 橘皮蜂蜜水：将橘皮洗净，切细丝，加白糖、蜂蜜适量，煮沸，冷却。每次 1 汤匙，每日服 3 次，可治便秘。经常喝点蜂蜜水，也可解除便秘之苦。

⑧ 雪耳大枣汤：雪耳 10 克、大枣 15 枚、冰糖适量，隔水炖 1 小时后服食。适用于便结难解、头晕心悸、面色苍白者。

⑨ 百合汤：百合 50 克，加水煮至熟透，加蜂蜜适量服食。适用于肺阴不足、大肠津亏之便结如羊粪、手足心热、咽干口燥者。

⑩ 酸奶：每日饭后或饭前 2 小时左右喝 1 杯酸奶，可治疗便秘。

◉ 便秘食疗的五大误区

误区一：多吃萝卜能通便。这是一个便秘饮食中非常常见的误区。便秘分为很多类型，比如内热上火导致的热秘、脾肾亏虚和津液亏虚导致的虚秘等。在中老年人中，虚秘占的比例非常大，用通俗点的话说，就是胃肠动力不足。白萝卜有消食解气的作用，胀气性便秘吃点确实管用，但对于中老年人，本来气就不足，再泄泄气，便秘就更重了。

误区二：膳食纤维要多吃。膳食纤维的确可以缓解便秘，但也会引起胀气和腹痛。胃肠功能差者多食反而会对胃肠道造成刺激。而且，也并不是所有富含膳食纤维的食物都有通便作用。

误区三：油和肉都不能多吃。机械需要润滑油的帮助，各个轴承才能正常运转。在人体中也一样，便秘的人需要稍微多吃些油，尤其是香油，以及它的"前身"芝麻，每天1勺，1周内就可以改善便秘。至于肉，因为高蛋白食物对肠胃的刺激不足，便秘的人要适当少吃。

误区四：多吃香蕉能通便。一般人都认为，香蕉是润肠的。其实只有熟透的香蕉才能有上述功能，如果多吃了生的香蕉不仅不能通便，反而会加重便秘。因为，没有熟透的香蕉含较多鞣酸，对消化道有收敛作用，会抑制胃肠蠕动。一般来说，将香蕉放在透风处存放至表皮有黑斑，但内里质地并未改变时吃最好。

误区五：喝茶能通便。多数人都觉得茶能祛火通便，但是便秘者不宜多喝。因为茶有收敛作用，喝多了会加重便秘。但是，便秘者一定要多喝水。普通人一天喝1200毫升水，便秘者要喝到2000毫升，且要把这些水分成8~10次喝，才可以保证肠道湿润，有助于缓解便秘。

四、养肺清肺的中医秘方

1. 桑菊饮

桑菊饮是《温病条辨》中治疗风温初起的辛凉轻剂。方中桑叶入肺络、通肺气；菊花疏风清热；桔梗升浮宣肺气以止咳嗽，杏仁苦降肃肺气以止咳嗽，二药合用，一升一降，升降调和。连翘、薄荷宣肺清热；芦根、甘草化痰止咳；再加炙紫菀、炙款冬花以肃肺止嗽。诸药相合，共奏辛凉解表、宣肺止咳之功。治疗本证，用药少则1~2剂，多则5~6剂，常可治愈。况此方药味不繁，且无贵重之品，既缩短了疗程，又为患者节约了医疗费用。风热咳嗽患者多具有咽干咽痒这一临床特点，因此，我们在临证时，只要抓住咽干咽痒、咳嗽、咳痰或白或稠这些主症，即可使用本方。由于本证是由风热之邪侵袭于肺，致肺气壅遏不宣，清肃之令失常，气道不利，肺气上逆

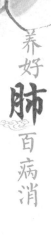

所引起。咳嗽是人体为了宣通肺气、排除病邪的表现，具有积极意义。因此，在治疗上应因势利导，不应过早使用收涩之品，以免闭门留寇。

◉ 自制桑菊饮

材料：霜桑叶 10 克，菊花 10 克，白糖少许。

做法：将桑叶和菊花加水滤掉杂质，加水 1000 克左右，大火烧开后转文火煮 10～15 分钟，滤去桑叶、菊花，依个人口味加入适量白糖即可。亦可用开水泡茶饮用。

功效：疏风清热，宣肺止咳。预防治疗风温感冒及其引起的咳嗽。

2. 白虎汤

白虎汤出自《伤寒论》，由石膏、知母、甘草、粳米组成。此方主要是治疗阳明经证四大症的主方，亦为后世温病学家治疗气分热证的代表方。《温病条辨》称白虎汤是辛凉重剂，具有清热除烦、止渴生津之功效。现代临床广泛运用于急性传染病或非传染性急性热病，如流行性感冒、流行性乙型脑炎、流行性出血热、肺炎、肺脓疡、中暑等。此方是治疗高热急症的首选经方，常用于治疗以下疾病。

◉ 流行性感冒

流行性感冒属中医时行感冒范畴，其特点是发病急，病情重，传染快，极易化热化燥。小儿患者常常发生高热惊厥，极易并发肺炎。其病因多为疫疠之邪夹时气病毒侵入机体所致，临床表现为表里壮热，体温常在 40℃左右，头痛身疼，口渴喜饮，烦躁汗出，脉象洪数，甚则鼻出血。治用白虎汤合银翘散加减：生石膏 60 克（先煎），金银花、知母各 10 克，连翘 15 克，竹叶、生甘草、羌活、荆芥各 8 克，薄荷 3 克（后下），粳米（先煎）、芦根、板蓝根、蒲公英各 30 克。水煎取汁，适量服用，每日 4 次。

◉ 肺炎

肺炎属风温范畴，是呼吸系统的常见急性温热病。临床表现为：高热咳喘，胸痛胸闷，气急鼻煽，吐黄白色或铁锈色痰，口渴多饮，食欲缺乏，小便短赤，舌红苔黄，脉滑数等阳明里热亢盛候。此属痰热蕴肺，肺失清肃，阳明热盛。治用白虎汤清肺泄热、止咳平喘。方用白虎汤加味：生石膏60克（先煎），生甘草6克，杏仁、桑白皮、知母、连翘各10克。水煎至200毫升，每6小时服1次。咯血者，加白茅根50克、山栀10克，以凉血止血；热毒雍盛者，加大青叶30克、蒲公英15克，以清热解毒。

◉ 肺脓疡

肺脓疡属中医肺痈范畴，症见高热胸痛、呼吸急促、咳吐脓痰或带血丝、气味腥臭、口渴喜饮、舌质红、苔黄腻、脉滑数。证属风热袭肺，热雍血瘀，蕴酿成痰。《金匮要略》云："热之所过，血为之凝滞，蓄结为痈。"治以清热解毒，化瘀排脓。方用白虎汤加味：生石膏、鱼腥草各30克，知母、桃仁、甘草、桔梗、杏仁各10克，薏苡仁20克。水煎至200毫升，每6小时服1次。咯血多者，去桃仁，加丹皮、栀子各10克，以凉血止血；胸痛较重者，加郁金、全瓜蒌、延胡索各10克，以行气止痛；痰多气急者，加葶苈子、桑白皮各10克，以泻肺去雍。

3. 玉屏风散

玉屏风散源自朱震亨之《丹溪心法》，由黄芪30克、白术60克、防风30克组成。其用法为，上药共为粗末，每次服6~9克，每日2次，水煎服；亦可作汤剂，用量按原方比例酌定。具有益气固表止汗的作用，用于治疗表虚自汗，症见汗出恶风、面色苍白、舌淡、苔薄白、脉浮虚；亦治虚人腠理不固，易于感冒。

本方所治之证为卫气虚弱，不能固表所致。卫气虚弱，不能固表，则腠理空疏，营阴不守，津液外泄，则见自汗、恶风、脉浮缓等症；表虚气弱，故易感风邪而患感冒；面色苍白、舌淡苔白皆为气虚之症。治当益气固表。方中黄芪益气固表，为君药；白术健脾益气，助黄芪以固表止汗，为臣药；防风走表而祛风邪，为佐使药。三药合用，固表而不留邪，祛邪而不伤正，补中有散，散中有收，确有益气固表、祛邪止汗之功。方名玉屏风，因其功用如御风的屏障，而又珍贵如玉之意。本方与桂枝汤均可治疗表虚自汗，但本方功专固表止汗，以治卫虚不固之自汗为主；桂枝汤则能解肌发表，调和营卫，以治外感风寒，营卫不和之自汗为主。

本方现代常用于感冒、多汗症、过敏性鼻炎、上呼吸道感染等属卫虚不固者，均可酌情加减用之。

4. 泻白散

泻白散源自《小儿药证直诀》，由地骨皮、桑白皮（炒）各15克、甘草（炙）5克组成。其功效清泻肺热、止咳平喘，用于治疗肺热咳喘证，症见气喘咳嗽、皮肤蒸热、日晡尤甚（下午3～5点的时段内发热最重）、舌红苔黄、脉细数。

本方证乃由肺有伏火，郁蒸伤阴，肺失清肃所致。伏火郁肺，则气逆不降而为气喘咳嗽；肺合皮毛，肺中伏火外蒸于皮毛，故皮肤蒸热；肺金旺于酉时，伏火渐伤阴分，故身热日晡尤甚；舌红苔黄、脉细数是伏火渐伤阴分之候。根据小儿"稚阴"之体，肺为娇脏、不耐寒热之生理特点，结合肺有伏火的病机，钱乙创制本方以清泻肺中伏火为法，遣药不用苦寒凉遏之品。

本方常用于支气管炎、肺炎、小儿麻疹初期等证属肺中伏火郁热者。风寒咳嗽或肺虚喘咳者，不宜使用本方。

5. 杏苏散

杏苏散源自《温病条辨》，由苏叶、杏仁、半夏、茯苓、前胡各9克、橘皮、苦桔梗、枳壳各6克、甘草3克、生姜3片、大枣3枚组成，水煎服。主要功用为轻宣凉燥、理肺化痰、主治外感凉燥证、症见头微痛、恶寒无汗、咳嗽痰稀、鼻塞咽干、苔白、脉浮弦。燥证有外燥和内燥之分，本着"燥者濡之"的总原则，外燥宜轻宣，内燥宜滋润。

本方治伤风咳嗽，以紫苏芳香辛散，宣散肺家风寒而利气；杏仁泻肺，降气消痰；桔梗、枳壳开泄肺气而利咽喉；前胡、甘草降肺散风开结；陈皮、半夏化痰利气；茯苓渗湿，佐陈皮以消痰。形寒畏寒、口不燥，加生姜、红枣；畏热口燥，加芦根。

本方为治疗凉燥证的代表方，对秋季燥气流行所患之伤风咳嗽较为合适，以微恶风寒、无汗、咳嗽咽干、苔白、脉浮弦为辨证要点。本方同时有辛温解表、宣肺化痰作用，可治外感风寒咳嗽。若恶寒重，加葱白、淡豆豉以解表；头痛甚，加川芎、防风以祛风止痛；咳嗽痰多或素有痰饮者，加紫菀以温润化痰。本方辛温，只宜于凉燥和风寒表证，不宜于风温证，也不能作为四时伤风咳嗽通用之方。

本方证为凉燥外袭，肺气不宣，痰饮内阻所致。凉燥邪气侵袭肌表，闭塞肺卫，而见头微痛、恶寒无汗；肺为凉燥损伤，失其宣降，津不输布，凝为痰饮，故见咳嗽痰稀；肺开窍于鼻，咽为肺之门户，凉燥束肺，凉而闭窍，燥而伤津，故见鼻塞咽干；苔白、脉弦为外感凉燥，侵袭肺卫之征。治宜轻宣凉燥，宣肺化痰。方中诸药相合，外可轻宣发表而解凉燥，内可降肺化痰而止咳嗽，正合"燥淫于内，治以苦温，佐以甘辛"（《素问·至真要大论》）的理论。

本方现代常用于治疗流行性感冒、慢性支气管炎、支气管扩张、肺气肿等属外感凉燥（或外感风寒轻证）、肺气不宣、痰湿内阻者。临床报道，

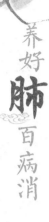

杏苏散合玉屏风散，还可用于治疗过敏性咳嗽。本病特点是持续性或复发性呛咳，遇风喉痒即咳，有时非咳出少许黏液痰不止，患者常为过敏体质或素体虚弱易感风邪。

6. 百合固金汤

百合固金汤源自《慎斋遗书》，由百合12克、熟地黄、生地黄、当归身、贝母、麦冬各9克、白芍、桔梗、玄参、甘草各6克组成，水煎服。主要功用为养阴润肺、止咳化痰。主治肺肾阴亏，虚火上炎证，症见咳嗽气喘、痰中带血、咽喉燥痛、午后潮热、舌红少苔、脉细数。

本方为治疗阴虚咳嗽的常用方剂。以咽喉燥痛、咳痰或痰中带血、舌红苔少、脉细数为辨证要点。具体运用时，如咳嗽痰多，可加百部、瓜蒌以润肺止咳化痰；咯血较重，可加藕节炭、白茅根、白及等以凉血止血。本方药物多为甘寒滋腻之品，若脾胃虚寒、食少便溏者，应慎用。

本方所治关键在于肺肾阴虚，阴虚而生内热，肺热叶焦，而生潮热盗汗诸症，即为肺痨，与现代肺结核类似。《慎斋遗书》云："手太阴肺病，因悲哀伤肺，背心、前胸、肺募间热，咳嗽咽痛，咯血恶寒，手大拇指循赤白肉际间上肩臂至胸前如火烙。肺阴亏虚，肺叶失濡，金干则鸣，以养阴清热之剂祛肺燥，育肺阴，故曰'固金'。"本方证由肺肾阴亏，虚火上炎，灼肺伤咽所致。肺肾阴虚，金水不能相生，阴虚则生内热，虚火上炎，灼伤肺络，故咳嗽气喘、痰中带血；虚火上炎，伤及咽喉，则咽喉燥痛。治宜滋补肺肾之阴，兼清降虚火，化痰止咳。

本方现代常用于治疗肺结核、肺癌、自发性气胸、支气管扩张、咯血、慢性咽炎之燥热咳嗽、小儿久咳等属肺肾阴虚者。

7. 养阴清肺汤

养阴清肺汤出自《重楼玉钥》，适用于白喉，喉间起白如腐，不易拨去，病势甚速，初起发热或不发热，鼻干唇燥，呼吸有声，似喘非喘。药物组成：生地黄 6 克，麦冬 4.5 克，玄参 4.5 克，炒白芍 2.5 克，丹皮 2.5 克，薄荷 1.5 克，贝母 2.5 克，生甘草 1.5 克。服用方法：水煎服。体虚加熟地黄，或生地黄、熟地黄并用；热甚加连翘，去白芍；燥甚加天冬、茯苓。

本方系由增液汤合犀角地黄汤衍化而成，主治燥热毒邪伤肺、火邪灼伤肺阴的证候。故方用增液汤之甘寒，清热养阴润肺；合用减味之犀角地黄汤，清热凉血解毒，使火不灼肺；配入清凉之贝母，入肺清热化痰，可止咳平喘，协助本方发挥清润疗效；选薄荷者，有两个含义：一则可清宣肺郁以助治疗咳喘，二则疏肝清风可防邪火刑金；配入甘草生用者，既可甘润泻火解毒，又能益胃调和诸药。诸药配合，共成养阴清肺、凉血疏风解毒之法。除治白喉外，凡由肺肝燥热所致之咽喉肿痛不利者，均可采用本方治疗。养阴清肺汤内，寓有增液汤方，具有强大的养阴清热解毒作用，对于阴虚所致之上焦各种炎症，均有一定的疗效。

本方为治疗白喉的良剂。若初起兼有表证者，可加入冬桑叶、葛根、荆芥、蝉蜕等轻扬宣散之品；热毒偏重者，可加入金银花、连翘、板蓝根等清热解毒之药；大便燥热秘结者，可加入大黄、芒硝等泄热通便之味；小便热涩短赤者，可加入木通、竹叶、栀子等清热利尿。本方加入土牛膝，可以提高对白喉的治疗效果，较原方更佳。本方对急性扁桃体炎初起未化脓者，疗效亦好；对慢性扁桃体炎复发之前，如有复发感觉者，连服本方 2~3 剂，可以预防复发。本方亦可治一般咽喉痛而偏阴虚者。

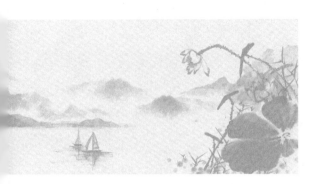

第五章

养肺七联法

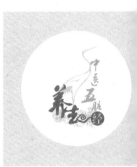

一、 耳疗养肺

　　耳穴是耳郭表面与人体脏腑经络、组织器官、四肢躯干相互沟通的部位。当人体内脏或躯体发病时，往往会在耳郭的相应部位出现压痛、敏感、变形和变色。这些反应点，可用以作为防治疾病的刺激部位。

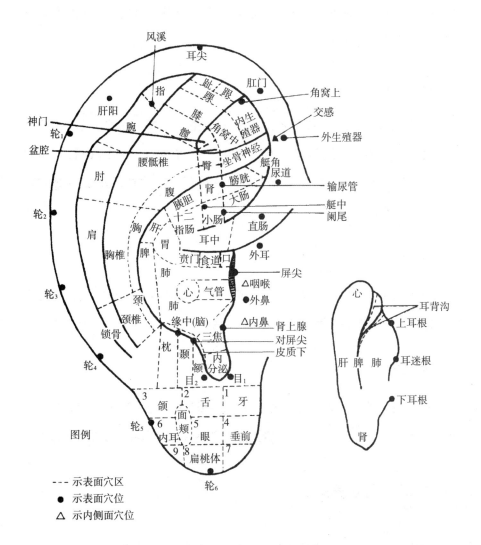

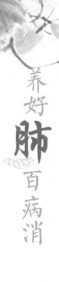

1. 耳穴按摩养肺法

耳穴按摩法就是根据耳穴良好的保健功效，通过按、摩、揉、搓、捏、点、掐、揪等手法对耳部进行刺激。其本质是对与全身各部相对应的穴位进行有效的刺激，从而激发经气、疏通经络、调理脏腑、健脾培中、补肾聪耳、明目健脑，达到保健抗衰、美容养颜、预防疾病的作用。因其具简便实用、易于掌握、省时省力、作用广泛等特点，故有较高的推广应用价值。下面就介绍几种常见肺部疾病的耳穴按摩法。

◉ 感冒

首先点按气管、内鼻、肾上腺，手法由轻到重，每个穴位1～2分钟，每日1～2次；然后按揉肺、神门，每个穴位5～15分钟，每日1～2次；发热者可以在耳尖点刺放血；最后可以提拉耳垂20～30次，每日1～2次。

◉ 咳嗽

首先点按肺、气管、脾、肾、神门，手法由轻到重，每个穴位2～3分钟，每日2次；然后按揉大肠、内分泌，每个穴位1～2分钟，每日2次。

◉ 哮喘

首先点按肺、气管、脾、肾、大肠，每个穴位3～5分钟，每日2次；然后按揉神门、角窝中、内鼻、肾上腺；急性哮喘的患者可以在耳尖放血。

2. 耳穴压豆养肺法

耳穴压豆又称"耳穴埋豆"，是在耳穴表面贴敷小颗粒的一种简易刺激方法。本法具有操作安全、无创痛、无损伤等优点。

"压豆"的材料可以就地取材，多选择质地坚硬、表面光滑的药籽或药丸等，以王不留行最为常用。现与其大小、硬度、光滑度等类似且无副作用的油菜籽、莱菔子、小绿豆、六神丸、磁珠等均被使用。需要注意的是，耳穴一般都是一个区域而不是一个点，在这个区域内用探针或指尖仔细寻找，会发现某一个点的压痛比较剧烈，这就是我们要找的穴点。

操作时可将"压豆"固定于 0.5 厘米 ×0.5 厘米的胶布中，用一手固定耳郭，另一手持镊子将其贴敷于耳穴表面并按压，以有痛感或热胀感为宜。每日自行按压 3 次，每次 1 分钟左右，刺激强度视具体情况而定，可埋豆 3~5 天。下面就推荐几个肺部疾病的"压豆"示例。

感冒——肺、咽喉、气管、内鼻。

咳嗽——角窝中、气管、肺。

哮喘——气管、肺、肾、神门、风溪。

肺炎——咽喉、气管、肺、脾。

矽肺——矽肺点、肺、大肠、肾。

咯血——气管、支气管、肺、神门。

慢性支气管炎——交感、平喘、肺、心、肾上腺。

急性扁桃体炎——咽喉、扁桃体、耳轮 4、耳背静脉。

二、足疗养肺

足部是人体的"第二心脏"，是人体的"阴晴表"，能够很准确地反映人体的健康状况。

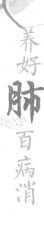

1. 足部按摩疗肺法

按摩前先蒸泡脚约 20 分钟，让足部毛孔扩张，用热毛巾将足部擦净、包裹，先按左脚后按右脚，按足底、足内侧、足外侧、足背顺序进行，按摩的时间一般在 30 ~ 45 分钟。

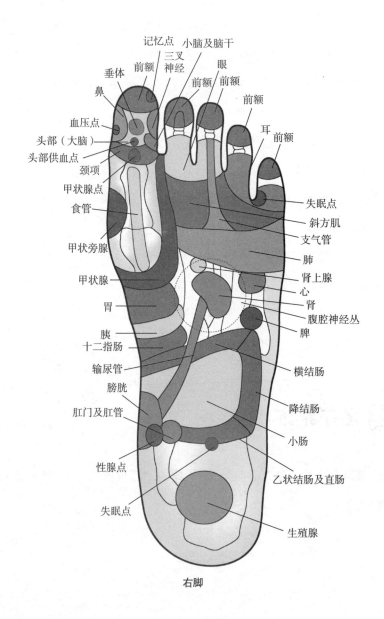

右脚

◉ **防治上呼吸道感染**

① 足穴：照海、束骨、内庭。

② 足部反射区：肺、支气管、鼻、喉、额窦、扁桃体、胸部淋巴结。

◉ **防治急、慢性支气管炎**

① 足穴：复溜、太冲、太溪、厉兑。

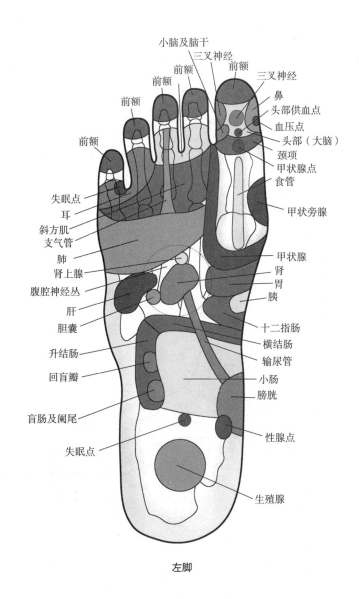

左脚

② 足部反射区：肺、支气管、喉、扁桃体、胸部淋巴结、上颌、下颌。

◎ 防治支气管哮喘

① 足穴：涌泉、足窍阴、公孙、金门。

② 足部反射区：肺、支气管、肾上腺、甲状腺、甲状旁腺、胸部淋巴结、喉、气管。

◎ 防治肺炎

① 足穴：太溪、太冲、三阴交、复溜。

② 足部反射区：肺、支气管、肾上腺、上身淋巴结、下身淋巴结、胸部淋巴结、甲状腺、气管、喉头。

◎ 防治肺气肿

① 足穴：复溜、三阴交、太溪。

② 足部反射区：腹腔神经丛、肾、输尿管、肺、支气管、气管、心、甲状腺。

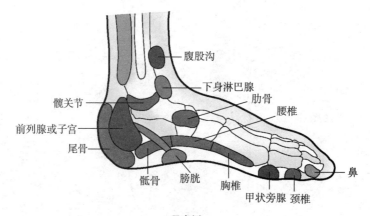

足内侧

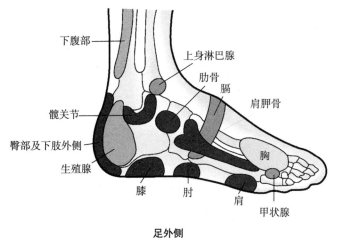

下腹部

上身淋巴腺

肋骨

膈

肩胛骨

髋关节

臀部及下肢外侧

生殖腺

膝　　肘

肩

甲状腺

胸

足外侧

◉ **防治肺心病**

① 足穴：独阴、涌泉、内庭、太溪、京骨。

② 足部反射区：腹腔神经丛、肾、输尿管、肺、支气管、气管、心、甲状腺。

注意：饭前、饭后 30 分钟内不宜进行足疗。按摩后 30 分钟内须饮温开水（肾脏和心脏病患者可酌量少饮一些），以利于血液循环，并有一定的排毒作用。肾功能衰竭、心力衰竭、心肌梗死、肝坏死等各种危重患者，不宜足疗。

2. 常用足浴养肺方

◉ **慢性阻塞性肺疾病缓解期**

足浴方：黄芪 30 克，防风 10 克，白术 10 克，茯苓 20 克，制半夏 10 克，陈皮 6 克，当归 20 克，桃仁 10 克，干姜 10 克，五味子 6 克。水煎取汁浴足，每次 15~20 分钟，每日 2~3 次，每日 1 剂。

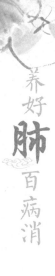
◎ 慢性咽炎

足浴方：北沙参15克，麦冬15克，牛膝15克，黄芩10克，赤芍10克，肉桂6克。水煎取汁浴足，每次15~20分钟，每日2~3次，每日1剂。

◎ 感冒

① 贯众汤：贯众叶100克，荆芥、苏叶、防风各30克，薄荷20克。水煎取汁浴足，每次15~20分钟，每日2~3次，每日1剂。用于风热感冒。

② 麻黄桂枝汤：麻黄、桂枝、紫苏各15克，生姜、甘草各10克。水煎取汁浴足，每次15~20分钟，每日2~3次，每日1剂。用于风寒感冒。

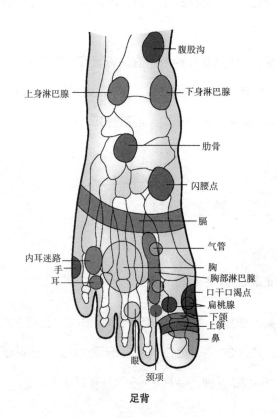

足背

③ 香苏汤：香附、紫苏各 120 克，陈皮 60 克，豆豉、甘草各 30 克。水煎取汁浴足，每次 15～20 分钟，每日 2～3 次，每日 1 剂。用于生气后感冒。

④ 银翘汤：金银花、连翘各 50 克，桔梗、薄荷各 30 克，豆豉、牛蒡子各 20 克，甘草 10 克。水煎取汁浴足，每次 15～20 分钟，每日 2～3 次，每日 1 剂。用于风热咽痛感冒。

⑤ 荆芥败毒汤：荆芥、防风、羌活、独活、川芎各 9 克，白芷、柴胡、前胡、生姜各 12 克。水煎取汁浴足，每次 15～20 分钟，每日 2～3 次，每日 1 剂。用于风热风湿感冒。

⑥ 生姜陈皮汤：生姜、陈皮、苍耳子、薄荷各 30 克。水煎取汁浴足，每次 15～30 分钟，每日 2～3 次，每日 1 剂。用于轻度风寒感冒。

⑦ 芥末足浴方：芥末适量。将适量芥末置于温水中浴足，每次 15～30 分钟，每日 2～3 次，每日 1 剂。用于轻度风寒感冒。

⑧ 紫苏叶汤：紫苏叶 60 克。将紫苏叶连煮 3 次，去渣取汁，混匀浴足，每次 15～30 分钟，每日 2～3 次，每日 1 剂。用于轻度风寒感冒。

◎ 慢性支气管炎

足浴方：桂枝 15 克，干姜 10 克，炙款冬花 15 克，杏仁 10 克，生甘草 6 克。水煎取汁浴足，每次 15～20 分钟，每日 1～2 次，每日 1 剂。

◎ 咳嗽

① 鱼腥草汤：鱼腥草 150 克，细辛 100 克，麻黄 50 克。水煎取汁浴足，每次 15～30 分钟，每日 2～3 次，每日 1 剂，连用 3～5 天。

② 萝卜桃仁汤：萝卜 15 克，桃仁 45 克。水煎取汁浴足，每日 2 次。

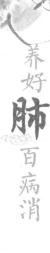

◉ 喘证

① 足浴方：紫苏叶、陈皮、桑白皮、人参各 45 克，白茯苓 20 克，木香 25 克，生姜 15 克。水煎取汁浴足，每次 15~20 分钟。

② 足浴方：白术、甘草、干姜、人参各 15 克，附子 10 克，桑白皮 20 克。水煎取汁浴足，每次 20 分钟。用于寒性哮喘。

③ 足浴方：补骨脂 20 克，淫羊藿 60 克，蛇床子、乌梅各 50 克，老姜汁 1 碗。水煎取汁浴足，每次 20~30 分钟。用于肾虚哮喘患者。

④ 足浴方：葶苈子 10 克，杏仁 10 克，大枣 5 枚，厚朴 3~6 克。水煎取汁浴足，每次 30 分钟。用于肺气郁闭者。

三、手疗养肺

人的手是经脉循行丰富的地方，是疾病的反应处。当疾病潜伏到您体内时，身体会通过手的颜色、形状、触感等来提示您。如果及时发现问题，我们就可以通过按摩自己的手部反射区来调理身体。

人人都想健康，但是很多人往往把健康寄托在别人身上。通过这么多年的研究，我发现通过双手反射区来调理身体效果不错。比如推按手部的肺及支气管反射区，能调理呼吸系统疾患，如感冒、咳喘、气管炎等，甚至还可治疗便秘、皮肤病等。下面我们就看看手疗是怎样养肺的。

1. 手部反射区及基本操作手法

按法：用拇指指尖或指腹垂直平压穴位或反应区、反应点。

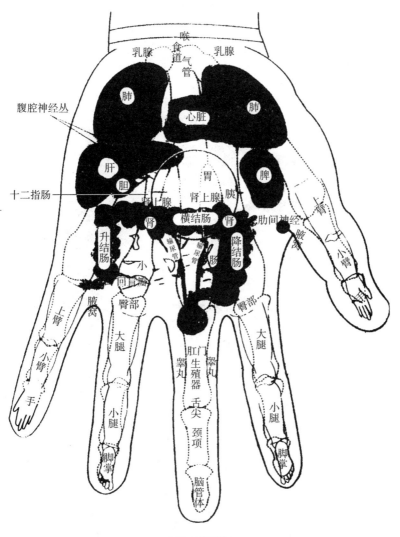

喉
食道气管
乳腺　　　　乳腺
肺　　　　心脏　　　　肺
腹腔神经丛
肝　　　　胃　　　　脾
胆
十二指肠　　　肾上腺　　　胰
肾上腺
肾　　横结肠　　肾　　肋间神经
升结肠　　　　　　降结肠
输尿管　输尿管
小　　　　　　　上臂
回肠　　　　　　　小臂
腋窝　　臀部　　臀部
上臂　　大腿　　大腿
小臂　　　　肛门　睾丸
　　　　　生殖器
手　　小腿　毛尖　小腿
脚掌　颈项　脚掌
脑管体

左手（季氏图）

点法：用手指的指端、指腹或将指间关节屈曲至最大限度形成的关节面，吸定于手部穴区，持续性用力，使产生的力始终作用于穴区。

揉法：用单指指腹吸定于一定部位或穴位上，经前臂、腕部与指腹做环旋样揉动动作。

掐法：用手指顶端甲缘重刺激穴区，一般多用拇指顶端及桡侧甲缘施力，也可以拇指与其余各指顶端甲缘相对夹持穴区施力。

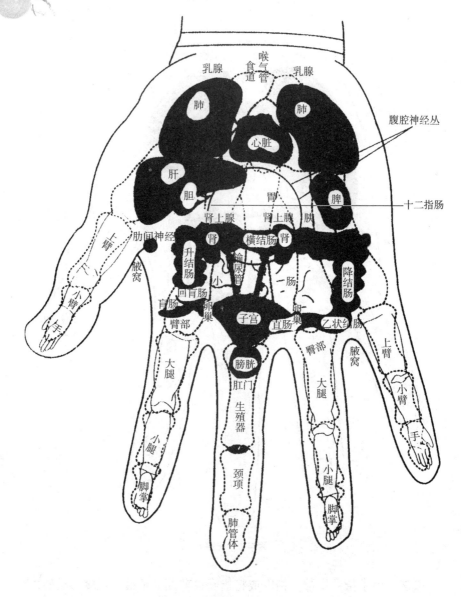

右手（季氏图）

摩法：是用手掌面或食、中、无名、小指面贴附于手的一定部位上，经前臂、腕部带动四指指腹，做顺时针环旋样的摩动动作。

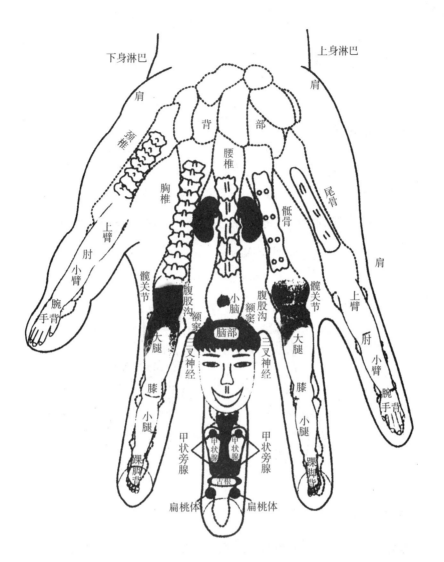

手背（季氏图）

擦法：用单指、手掌大小鱼际或掌根部附着于手的一定部位上，紧贴皮肤进行快速往复直线运动。

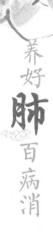

2. 手疗治肺病

◉ 防治感冒

选位：鱼际区、合谷、头点、肺心穴、肺区、颈咽区、退热点、太渊。

操作：以掐法和点法作用于鱼际区、合谷、头点、肺心穴；以按法和揉法作用于肺区、颈咽区；摩擦手掌心；以点法和按法作用于太渊、退热点。每个部位点 30～50 次，每日 1 次。

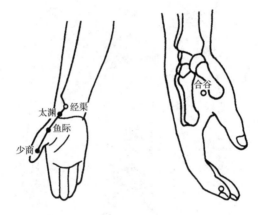

◉ 防治急、慢性支气管炎

选位：太渊、鱼际、少府、肺点、止咳点、少商、合谷、四缝穴、肺区、鱼际区。

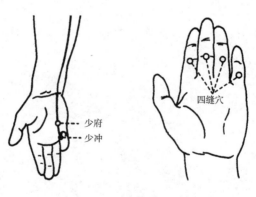

操作：以点法和揉法作用于太渊、鱼际、少府、肺点、止咳点、少商、合谷；以掐法作用于四缝穴；以按法和摩法作用于肺区、鼻咽区、鱼际区。每个部位点 30～50 次，每日 1 次。

◉ 防治支气管哮喘

选位：少商、太渊、哮喘点、哮喘新点、肺点、肺区。

操作：以点法和揉法作用于太渊、咳喘点、哮喘新点；以掐法作用于肺点；以按法和揉法作用于少商、肺区。每个部位点 30～50 次，每日 4～5 次。

3. 防治肺部疾病的手保健操

万病防为先，可以通过手部反射区来调理肺部疾病。在这里，我教给大家一些实用的手部保健操，适合各年龄段人群，简便易学，且可与行走、座谈、聊天、晨练等都同时进行，非常方便。若您经常练习，能起到很好地预防疾病和保健的作用。

◉ 推手背

先用右手手心搓左手手背，再用左手手心搓右手手背。多搓搓手背可以帮助阔胸理气，使心胸舒畅。

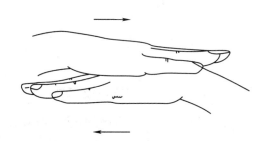

◉ 揉鱼际

揉整个大鱼际，用一手拇指按揉大鱼际，也可双手对握搓大鱼际。经

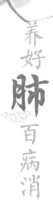

常做此动作可对咳嗽、咽痛、失音、发热起作用。

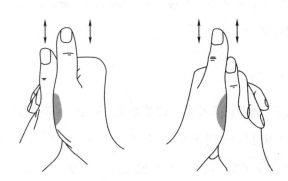

◎ 点十宣

可以双手十指尖相互对击，也可将双手拇指与其余四指互相依次对搓。这种方法能改善头部不适、发热、咽喉肿痛等疾患。

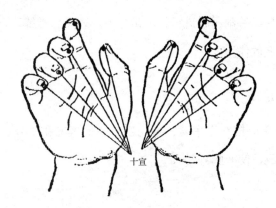

十宣

◎ 肺部整体保养法

第一，用左右手大拇指指端顶到右左手大拇指的螺纹中心处，然后慢慢地顺时针旋拨，这样随着病灶区的痛感慢慢散开，呼吸就会舒服一些。

第二，每天按摩手掌上的支气管反射区 3 分钟，在拇指的中下部呼吸中枢反射区的痛点上，边顶边揉 1~2 分钟。

第三，左手中指下靠近食指的侧面是消咳区，呼吸系统不好，经常容易咳嗽的人，这里头一般都疙里疙瘩的。从上到下推到指根，每天 3～5 分钟，一段时间后咳嗽会明显减少。

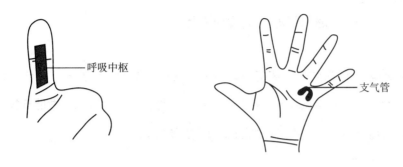

呼吸中枢

支气管

第四，颈椎反射区在拇指第一关节到拇指指根的外侧。而大拇指指肚螺纹线下端到拇指根部是呼吸中枢反射区。大拇指第二节如果变细，一般意味着颈椎供血不好。因为颈椎在后面，前面是气管。颈椎、颈项反射区如果都鼓了起来，也代表咽喉和气管有问题。

第五，疏通脾脏。用拇指指端在手部脾脏反射区找痛点，找到痛点之后，定点按压，然后再旋揉，差不多一两分钟。因为脾脏反射区比较深，所以最好的手法是在旋揉之后，再用力抠拨。中老年人患慢性支气管炎的比较多，容易在冬春两个季节发作，见凉就犯病。做脾脏反射区的按摩对缓解这种情况特别有效。

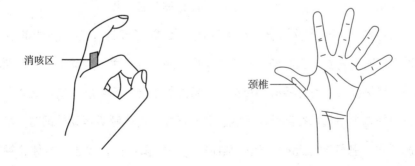

消咳区

颈椎

你看，掌握了这些简便易学的方法，就不用再担心呼吸系统的问题了。

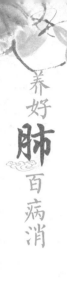

四、运动养肺法

——生命不息，运动不止

运动可以增强肺的抗病能力，主要方式包括做呼吸保健操、跑步、散步、打太极拳、做健身操等。每日坚持跑步、散步、打太极拳、做健身操等运动，可增强体质，提高肺脏的功能和抗病能力。

1. 太极拳中的养肺之道

打太极拳对于中老年人有耐力训练的效果，因此可以有效地维持和促进心肺功能。太极拳运动不受时间约束、不受空间限制、不需设备、不费金钱，而且运动伤害很少，很适合推广为一种国民的健身运动。

◉云手——最简单的宣肺法

动作要领：左手为掌，右勾手变掌；沉肘向上画圆，由体中线向上与眉齐，向外划下至裆再向上；脚原地不动，以脚跟为轴，脚尖随手摆动；左手随之循环，与右手相同。右手到体中线，左手到左侧；右手到上，左手到裆，成左右弓箭步，随之循环，也可以抬起脚左右换步。

云手极有利于上焦心肺气机的宣达。其式上行时，前臂行于胸前，指不过眉，肘在胸胁，胸肌群、背肌群在肩、肘、腕、手的引动下，气血循环加快，经络畅通，可减轻心肺负担。上臂外旋划弧，而四肢为清阳之本，可振奋培补胸中阳气，在助肺司呼吸、助心行血、增强呼吸运动的同时，增大了肺活量，肺气宣达无碍，气行则血行，心肺循环得以改善，气体交换充分，养分随气血温润全身。

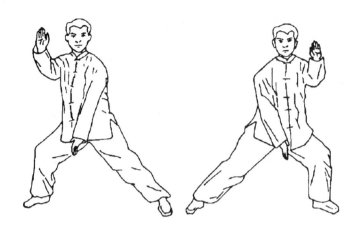

◉ **太极一招鲜——练出好气色**

练功姿势取坐、卧、站立均可，以坐为佳。

闭目静心，双手在脐稍上重叠，因肺手太阴之脉，起于中焦，下络大肠故也。掌心向上，将肺内浊气呼出，深吸一口气，同时两手上举齐嘴，也是一升一降。

两手翻转，手心向下，开始呼吸，然后两手向下向里推压入于气管，行至左右支气管处将两手分开，各自运化一侧肺脏。因肺较大，宜多运化，且不能有遗漏。所以要将肺的上下界在意识中分辨清楚，即使有手所不能到处，也因意有所存而得以运化。肺最高点为肺尖，上界于锁骨内侧端以上，下界于肋膈角。在运化的同时，意想两肺的大小、形状、肺区呈一片银白之色，还要注意体会运化时肺部的温凉感觉和气动效应。

肺气的充足，使全身的气机运行流畅，整体功能增加。肺又主皮毛，气血的充足使人白里透红，气色绝佳。

2. 健康就在你脚下

美国一项研究结果表明，每天散步半个小时，不管速度快慢都有益于心肺健康。

俗话说"人活一口气",一句话道出了呼吸系统健康的重要性。中医有句话叫"肺为娇脏,温邪上受,首先犯肺",也就是说肺是最容易受到外来有害物质侵害的脏器。这是因为正常人24小时吸入的空气约有1万升,而空气中含有各种微生物、过敏原及其他有害物质,由此可见养肺的重要。

要想促进肺功能,最根本的就是要全面增强体质,坚持锻炼身体。步行是最简便、安全的运动。体质较弱者可以从慢速散步开始,每日步行500~1500米,开始时可用自己习惯的速度走,然后用稍快的速度,适应后再逐渐增加锻炼的时间和距离。每天锻炼半小时左右,也可隔天锻炼1次,每次锻炼1小时以上。

行走中的呼吸锻炼有两种方法:一种是每走一步的自由呼吸;第二种方法,就是行走过程中踩着一、二、三、四的节律,可以有效提高我们的肺部功能。一、二、三慢呼、深吸,第四步快呼,循环往复,可使氧气和我们肺泡之间的红细胞及二氧化碳交换的概率增大,促使全身充氧。

呼吸功能锻炼应尽可能在户外进行,要持之以恒,有规律,这样才能增进肺功能。另外,呼吸肌的针对性锻炼可增强呼吸肌的肌力和耐力,改善肺功能,加大呼吸幅度,提高肺泡通气量和血氧饱和度。呼吸肌锻炼方法包括腹式呼吸、缩唇呼吸及全身性呼吸体操等。

养肺,除了主动锻炼,还应避免不良刺激,如烟草、空气污染、油烟、异味等。另外,在空气污浊的城市里待久了,去郊外踏青,呼吸新鲜空气,也是一种养肺的办法。因为郊外的空气中可吸入颗粒少,负氧离子丰富,对肺的保健大有好处。不过,有过敏性鼻炎或哮喘的人,踏青时要格外注意回避过敏原,最为简单有效的办法就是戴口罩。

3. 小小健身操,养肺大绝招

◎ 呼吸保健操

① 两脚分开站立,与两肩平,上身挺直,双手护于丹田(脐下小

腹部）。

②吸气时缓缓用力深吸，双手放松，使腹部膨起，吸至最大量，有气沉丹田的感觉。

③呼气时缓缓呼出，双手压迫丹田，呼至最小量，反复做 30 次。

④双手放于胁部两侧，随吸气缓缓向两侧平行分开，如扩胸运动，使气吸至最大量。

⑤再随呼气缓缓放于胁部并按压胁部，反复做 20 次。

⑥双臂自然下垂，随吸气缓缓上举，吸气至最大量。

⑦缓缓呼气，随呼气双臂慢慢下降，下蹲，双手抱膝，呼气至最大量。

⑧再起立，重复做 20 次。

◉ **局部保健操**

①摩鼻：先用冷水清洗鼻腔，然后再对鼻子进行按摩，如点压迎香等穴位。用双手大拇指上下摩擦鼻梁两侧，或按住鼻孔一侧重点让另一侧鼻孔通通气。此法可强健鼻腔功能、保护呼吸道。

②捶背：端坐，腰背自然直立，双目微闭放松，两手握成空拳，适当用力地反捶脊背中央及两侧，同时进行叩齿，吞咽口中津液。捶背时，先从下向上，再从上到下；先捶背中央，再捶左右两侧，各捶 6~8 遍。捶背可以健肺养肺、预防感冒。

③摩喉：坐立均可，端正身体的姿势，仰头，颈部伸直，用手沿咽喉部向下按摩，直至胸部。左右手交替按摩各 36 次。按摩时，拇指与其他四指张开，以虎口对准咽喉部，自颏下向下按摩，动作宜缓慢，用力适当。本法可利咽喉、预防感冒咳嗽。

◉ **运动保健操**

①两手抱头顶，回旋俯仰 10 次。

②双手交叉置头上，左右摇曳身体各 10 次。

③ 两手拍脚颈（小腿前外侧）10 遍，配合叩齿，不要出声。

五、经络养肺法

肺经上有 11 穴（左右两侧共 22 穴）：中府、云门、天府、侠白、尺泽、孔最、列缺、经渠、太渊、鱼际、少商。首穴中府，末穴少商，太渊是肺经的原穴。与手太阴肺经关系密切的内脏有肺、胃和大肠。

1. 养肺宜在秋，四大要穴保肺安

肺气与秋气相通应：肺乃清虚之体，性喜清肃而其气主降。自然界中，秋季气候清肃，天高气爽，空气明润。肺气与秋气相通应，是说肺气在秋季最旺盛。

◉秋季的养肺穴——鱼际、曲池、迎香、合谷

秋季天高气爽，空气干燥，女性朋友的阴津常亏；再加上秋天气候多变，日夜温差比较大，一旦起居不慎或体质虚弱，最容易导致燥邪乘虚侵入而发病。

中医学里将秋燥分为温燥和凉燥两种，初秋多发生温燥，深秋多见凉燥，因此在选择养生穴时应有所区别。

① 初秋温燥宜选择鱼际、曲池、迎香

初秋以温燥为主，主要表现为发热微恶寒，头比较痛，干咳痰黏稠，咳痰困难，鼻咽干燥，咽喉疼痛，口渴喜欢喝冷饮，咳嗽时胸闷痛或痰中带血，舌红苔白、津少质红，脉浮数。这时我们可以选择双侧的鱼际穴、曲池穴、迎香穴来按摩，以滋养肺气。

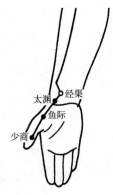

太渊　经渠
鱼际
少商

每天定时掐揉两侧的鱼际穴3分钟。

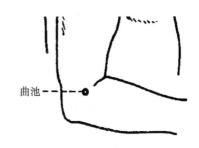

曲池穴是手阳明大肠经的合穴。屈肘成直角，肘横纹外端凹陷中便是此穴。这个穴是一切外感病均可应用的穴位，具有很好的清热泻火作用。我们可以在每天阳气最盛的中午1~3点按揉两侧曲池穴2分钟。需要注意的是，按此穴容易造成流产，因此孕妇应禁用。

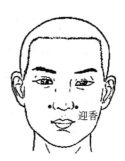

迎香穴在鼻翼外缘中点旁，当鼻唇沟中。按摩迎香穴不仅可以防止鼻炎的复发、预防伤风感冒，还可以为鼻子美容。按摩时，用双食指指尖揉动鼻孔两侧的迎香穴，共揉动200下。搓揉的手法不可过于轻柔，以能忍受为宜。

② 深秋凉燥宜选择鱼际、迎香、合谷

深秋以凉燥为主，主要表现为发热恶寒，四肢感到酸酸的，口、咽、鼻比较干燥，鼻塞流涕，喉咙发痒，干咳少痰或咳痰难出，胸闷不畅，舌苔白少津，脉浮滑。这时我们可以每天坚持按揉鱼际穴、迎香穴、合谷穴，以还肺一片清凉。

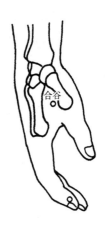

我们可以在每天早上按揉两侧迎香穴，直至鼻内湿润。全天不定时按揉两侧合谷穴和鱼际穴，每次每穴按摩3分钟。

2. 寅时醒来寻太渊

肺经的经气旺在寅时，即在早上3~5点。寅时经脉气血循行流注至肺经，肺有病的人经常会在寅时醒来，这是气血不足的表现。因此，哮喘、咳嗽等与肺经相关的疾病，通常会在这个时辰发作，尤其是患哮喘的小孩，常在

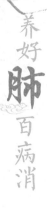
此时咳醒。有没有办法解决这个问题呢？按五脏有疾当取之原的理论，肺有疾当取肺经原穴，即太渊穴。根据《灵枢·顺气一日分为四时》："病时间时甚者，取之输。"即对于按时发病或症状加重的，可以取此时当令经的"输"穴。肺经的输穴还是"太渊"。

对于寅时醒来难寐者针刺太渊穴，常可一穴见效。对于不会针刺者，自己轻揉（轻揉属补，重按为泻）地按摩一下太渊穴，或许能够收效。如果自己按揉后不能取效，最好的办法还是到医院请医生诊治。

寅时醒来后要是觉得睡不着的话，不妨披好衣服练习静坐。坐姿以自己能接受的动作为宜，或散盘，或单盘，或双盘。寅时乃肺经当令，肺主一身之气，肺朝百脉，所以是练气的最好时机。两手握固或结印或掐诀置于腹前，存神内守，以舌于口腔中上下搅动舔揉牙齿、牙床内外，术称"赤龙绞海"。舌下系带两边有"金津""玉液"两穴，当津液满口时，叩齿鼓漱（次数自定，如果怕影响别人可以直接鼓漱），然后分数次咽下，意随吞咽动作转移至小腹，依法吞咽 7 次。应该注意的是，在行功过程中呼吸应始终保持自然舒畅，不论有无唾液或唾液多少，皆应做以上意想和吞咽动作。

叩齿就是空口咬牙，是一种较常见的牙齿保健方法。从养生学角度讲，有一种说法叫"叩齿三十六"，就是每天早上起床、晚上睡觉前叩齿36 下，同时将产生的口水咽下，从小一直坚持到老，可以使牙齿坚固，不生牙病。

现代研究认为，叩齿能兴奋牙体和牙周组织的神经、血管和细胞，促进了牙体和牙周组织的血液循环，增加牙齿的自洁作用，增强其抗病能力。

叩齿每日早晚各做 1 次，每次叩齿数目多少不拘，可因人而异。叩齿的力量也不求一律，可根据牙齿的健康程度，量力而行，但必须持之以恒，从不间断，方可见成效。

3. 泻肺补肾按尺泽

尺泽是肺经合穴，属水。"合"即汇合之意，经气充盛，由此深入，进而汇合于脏腑，恰似百川汇合入海，故称为"合"。"尺"暗指人体肾脏；"泽"暗指阳光雨露中的雨露。雨露有灌溉的含义，即灌溉肾，也就是说尺泽是补肾的要穴。肺气化肾水，则肺气不壅滞于胸；水可涵木，则肝火得肾水而平。所以此穴可治上实下虚的高血压、哮喘、遗尿等症。

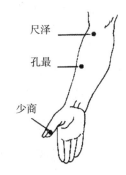

肺属金，肾属水，金能生水，就是说肺气足了就可以补肾。尺泽穴又是合穴，属水，所以这种补肾的方法叫作泻肺补肾。其实，泻是一种能量的转化，把肺经上多余的能量转化到肾经上去。因为上焦的能量过多，让人觉得胸热、胸闷、胸痛，总有火气，总想吃点凉的东西，而同时却两脚冰凉，形成上实下虚之证。

按摩尺泽穴的具体方法是：微屈肘，用一手拇指放在该穴上，其余四指放在合适的部位，相对揉捻 36 次。然后用同样的手法再揉捻对侧的尺泽穴 36 次，有放射性酸胀感则效果好。比如说，金能克木，肝火旺，肺就虚弱，脾气大但又经常克制自己不发火的人，常会感到胸中堵闷，喘不上气来，此时可揉捻尺泽穴。

4. 常按"迎香"防感冒

迎香穴，是手阳明大肠经位于面部的穴位，取穴时一般采用正坐或仰卧姿势，在鼻翼旁开约 1 厘米皱纹中（在鼻翼外缘中点旁，当鼻唇沟中）。

中医认为，鼻为肺之窍，是呼吸道与外界相通的门户。从功能上说，鼻既是呼吸道的出入口，同时又是防止致病微生物、灰尘等侵入的第一

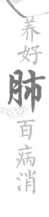

道防线。因此冬季健鼻、护鼻显得格外重要，采用按摩的方法不仅可以促使黏膜的分泌增加，保持鼻腔湿润，使鼻道畅通，而且有治疗鼻炎、预防感冒的作用。具体来说，以按揉迎香穴为例，迎香穴是体表的感风之处，也是停风之处、治风之穴，经常按压可使气血畅通，增强抵抗病菌的能力。以点按手法为主，可以用两只手的食指同时按压两侧的迎香穴，按顺时针和逆时针的方向分别按压几十次，力度以感觉到微微酸胀并向额面部放射为佳。

睡前 5 分钟，被医学专家称为"健康关键期"，在这一时段内所做的任何事情，都会直接影响你的睡眠质量，而人体在睡眠状态下会进行荷尔蒙修复、免疫"防火墙"更新等重要工作。如果您感觉最近免疫力下降，随时有得感冒的可能，一定别忘了在临睡前反复按压位于鼻翼两旁的迎香穴，直到局部产生肿胀感为止。迎香穴有极强的宣通鼻窍的作用，能让您的呼吸系统在短时间内得到畅通，还能让您的免疫功能在睡眠状态下得到强化。这样一来，第二天醒来后，你会发现昨晚还有的鼻塞、打喷嚏等感冒症状在一夜间统统消失了！

若是您不太敢针刺，还可用双手刺激迎香和上迎香。把手伸出来找到大鱼际，这里正好是肺经经过的地方。大鱼际有一个穴位就叫鱼际，它是泄肺热的穴位，咳嗽、痰黄、咽痛都可以通过它来调节。先把两手鱼际对搓，搓热之后搓迎香穴和上迎香穴，3 分钟后可使鼻子通气。其原理是通过鱼际摩擦产生的热力渗透到穴位中去，让这两个穴位通畅起来，鼻窍就通了。

5. 敲肺经有学问

每天敲敲肺经，对预防感冒和鼻炎是很有好处的。当然也是在肺经最旺之时按摩最好，但此时是早上 3～5 点，是睡眠的时间。

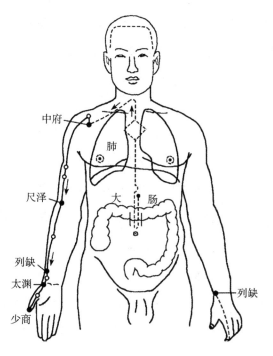

因此，我们还可以从同名经上找其他穴位，如在上午 9～11 点足太阴脾经当令的时段进行按摩。"五脏有疾，当取之原"，选取肺经的原穴（也是输穴，穴性属土，土为金母，肺属金，虚则补其母，故取其母穴）太渊，再加上脾经原穴太白，则有培土生金、健脾益肺之意，有点像参苓白术散的意味。

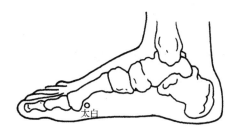

6. 咳嗽的按摩疗法

中医认为，咳与嗽是两个不同的症状，简单地说，有声无痰为咳，有痰无声为嗽，临床上多痰声并见，难以截然分开，所以合称为咳嗽。

中医认为"五脏六腑皆令人咳"，因而咳嗽一症非常常见。然而，同为

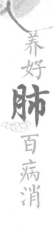

咳嗽，症状也不尽相同，有的干咳无痰，有的咳嗽痰黄，有的伴有咽痒咽痛，有的又伴有喉中鸣响，进而引发哮喘。这些问题，试试穴位按摩就可以帮我们解决。

◉ 咳嗽痰黄

痰黄说明是肺热之证，选择的穴位当然要有泄肺热的作用。鱼际是手太阴肺经的荥穴，少商为手太阴肺经的井穴，两穴都有泄肺热的功效。

鱼际穴位于手掌大鱼际部的中点处，靠近第一掌骨的边缘。鱼际穴属手太阴肺经，故能疏通肺经经气，调理肺气，起到解表宣肺的作用，临床上常用于治疗风热感冒、头痛、身热、咳嗽等症。又因本穴为荥火之穴，所以针泻鱼际穴有清热泻火的作用，临床上常用于治疗热邪壅于肺经的咽喉肿痛及急性扁桃体炎等症。点此穴时，拇指要立起，用指尖用力点按，更易出现明显的酸胀感。

少商穴是手太阴肺经的最后一个穴位，当拇指桡侧指甲角旁 0.1 寸处，为手太阴肺经的井穴，掐之可泄肺中之热。由于该穴区窄小，不好用力，故改用指甲掐按，疼痛感较其他穴位为甚，甚至会出现灼热痛感，均属正常。除掐按外，还可用三棱针刺血，而刺血的方法还可以治疗咽喉肿痛。特别有趣的是在哪一侧少商刺血，几乎同时，同侧的咽喉疼痛就会明显缓解。

注意这两个穴位在刺激时手法一定要重一些，因为轻柔的手法为补，而重刺激的手法则有泻的作用。

◉ 干咳咽痒

干咳或咽痒，往往是肺阴不足的表现，治疗时一方面要止咳，另外一方面还要滋阴。前者治标，后者治本。所以列缺与照海两穴合用，就是标本同治的方法了。

列缺是肺经的络穴，功效就是止咳，所以单纯性的咳嗽，没有其他症状时，只按列缺就可以缓解咳嗽的症状

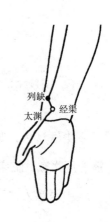

了。怎么找这个穴位呢？将两手虎口交叉，手腕要伸直，将食指点在手腕的侧面，可以感觉到食指下面的骨头上有一个明显的纵向裂隙，这里就是列缺穴，名字够形象吧。因列缺位于窄小的骨缝中，所以治疗时需将拇指立起用指尖掐按。每次 3~5 分钟，每日 5~10 次。

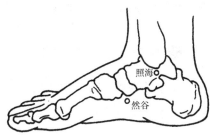

照海是足少阴肾经的穴位。在五脏的功能中，肺主气司呼吸，而肾主纳气，以引气归原，肾气不足时多有咳、喘等逆气之症。加上列缺与照海两穴都是八脉交会穴，列缺通于任脉，照海通于阴跷脉，而两条奇经又会聚于咽喉处，因此两穴形成了一对经典的组合。照海又怎么取呢？沿内踝尖向下循按到内踝的末端，可以感觉到这里有一个明显的骨缝，即为照海穴。用指尖掐按，每次 3~5 分钟，每日 5~10 次。

◉ 咳嗽痰白

典型的风寒咳嗽一般发生在冬天，特点是咳嗽、咽痒、咳痰清稀、痰白稀薄、鼻塞流清涕、舌苔白等。要想防止风寒咳嗽，一定要加强抵御寒气的能力。

低头时，摸到颈后最突起的高骨，在这块高骨的下方就是大椎穴，这里是人体所有阳经汇聚之处，阳气聚集。用手掌搓热颈后的大椎穴，以皮肤发热发红为度，可以帮助振奋阳气，抗御外邪。如果能洗上热水澡，那么就用热水多冲冲这个部位吧，哪怕只用热气腾腾的毛巾捂捂大椎，都能抵御寒气的侵袭。

7. 慢阻肺的按摩疗法

◉ 抹前额、推侧头、揉风池

患者坐位，用双手的四指从前额中线开始，向两侧抹去，抹至太阳穴

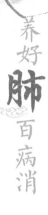

处改用五指紧贴头皮，沿头两侧由前向后推，推到后颈部在风池穴处用食、中指按揉。重复操作约 5 分钟。此手法能够缓解患者常常出现的头晕、嗜睡、咳嗽等症状，同时能够增强机体免疫力。

◎ 揉合谷穴、曲池穴

用手的拇指，按揉对侧的合谷穴和曲池穴，指压下去以感觉酸胀为佳。每穴按揉 2 分钟，然后交换手继续按揉，每天做 3 次。此二穴是人体强壮的要穴，能够有效提高免疫力，提升整体精神状态，促进受损组织的修复。

◎ 按尺泽穴

用拇指按揉对侧胳膊的尺泽穴，以按压酸胀感为佳，操作同按揉合谷、曲池穴。尺泽穴具有补肺气、滋肺阴的作用，是治疗肺病的特效穴位。与合谷、曲池穴不同，尺泽穴的补益作用更为专一。

◎ 按揉小腹

双手重叠，稍微用力按压于脐下小腹部，然后顺时针方向和缓地按揉，每次按揉 10 分钟，每天 2 次。注意千万不要过于用力，也不要憋气，以免出现喘憋，甚至加重病情。小腹部有人体补气强身健体的重要穴位——气海穴和关元穴。轻柔和缓地按揉小腹部可以有效地刺激两穴，达到补气平喘、增进食欲的作用。

◎ 毛巾擦背、擦颈、擦腰

洗澡时或洗澡后，用一条湿润的长毛巾，先擦后颈部，再斜着擦后背，最后横擦腰部，每个部位擦 1 分钟，擦到皮肤发红微热为佳。目的是刺激背部的定喘、肺俞、肾俞等强壮穴，以宽胸理气、补肾平喘止咳。临床证实，此做法能够在一定程度上促进肺泡的回缩，增加血液中的含氧量，有效提高生活质量。

◎ 横擦前胸部

患者取坐位，用手掌平贴在两锁骨下缘，并左右平擦上胸部，擦约 1 分钟后向下移一掌，继续平擦，直至擦到下肋缘。将整个前胸均匀地擦热，以前胸皮肤微微发红为度，每天 3 次。这个手法能有效地增加胸腔内肺组织的血液供应，明显地提高血液中的氧含量，同时促进肺泡的恢复并提高肺功能。横擦前胸部的作用相当于吸氧。

◎ 拿胸肌

先用右手轻揉地拿捏左侧胳肢窝前面的胸肌，拿捏 20 次后换左手拿右侧胸肌，两侧对称，也可两手同时拿捏对侧胸肌。此手法能够刺激肋间协助呼吸动作的肌肉，增强这些肌肉的功能，有助于呼吸运动。

六、艾灸养肺法

古人云"家有三年艾，医生不用来"，说的是使用艾灸进行自我调治，便可不药而愈。

艾灸疗法指的是借助艾草燃烧时发出的药力和温热刺激，用以熏灼特定的穴位，达到防病治病、养生保健的目的。中医理论认为，艾灸补气助阳、温益脾肾，能使人体元气充足，精力旺盛，抗衰延年。长期施灸保健穴位，还能够达到调和阴阳、健脾和胃、固本培元、补中益气、强壮全身、祛病延年的效果。

常用的灸法包括以下几种。

◎ 温和灸

温和灸是指将艾条燃着端与施灸部位的皮肤保持一定距离，在灸治过程中使患者只感觉到有温热而无灼痛的一种艾条悬起灸法。

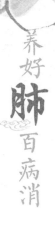
操作方法：将艾条燃着一端，在所选定之穴位上反复测定距离，至患者感觉局部温热舒适而不灼烫，即固定不动（一般距皮肤约 3 厘米）。每次灸 10 ~ 15 分钟，以施灸部位出现红晕为度。

◉ 雀啄灸

雀啄灸是指将艾条燃着端对准穴区一起一落地进行灸治。因施灸动作类似麻雀啄食，故名雀啄灸。

操作方法：将艾条燃着端对准所选穴位，采用类似麻雀啄食般的一起一落、忽近忽远的手法施灸，给以较强烈的温热刺激。一般每次灸治 5 ~ 10 分钟。亦有以艾条靠近穴区灸至患者感到灼烫提起为一壮，如此反复操作，每次灸 3 ~ 7 壮。不论何种操作，都以局部出现深红晕湿润或患者恢复知觉为度。

◉ 隔姜灸

隔姜灸顾名思义，即用生姜切片，放置于所选取穴位上，然后灸之。

操作方法

① 取生姜一块，沿生姜纤维纵向切取，切成 0.2 ~ 0.5 厘米厚的姜片，大小可据穴区部位所在和选用的艾炷大小而定。

② 姜片中间用三棱针穿刺数孔。

③ 施灸时，将姜片放在选取的穴位上，并将艾炷分为中等大小的艾块，置于姜片上并点燃。

④ 待患者有局部灼痛感时，略略提起姜片，或更换艾炷再灸。一般每次灸 5 ~ 10 壮（1 个艾块为 1 壮），以局部皮肤潮红为度。

⑤ 灸毕用正红花油涂于施灸部位，一是防止皮肤灼伤；二是能增强艾灸活血化瘀、散寒止痛的功效。

而今，随着生活压力和工作压力的加大，许多老年才会得的疾病提前找上门来。艾灸养生保健，不失为一个有效的办法。

1. 防治感冒

穴位：风门、肺俞、足三里、大椎。

方法：① 用温和灸法灸大椎穴20分钟，隔6小时后按同样方法再次施灸。此法适用于感冒时使用。② 风门、肺俞、足三里穴分别温和灸10～15分钟，每日1次，连续7次。此法适用于预防感冒，可以增强人体的免疫能力。

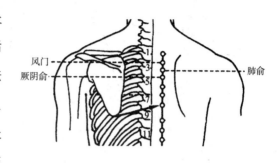

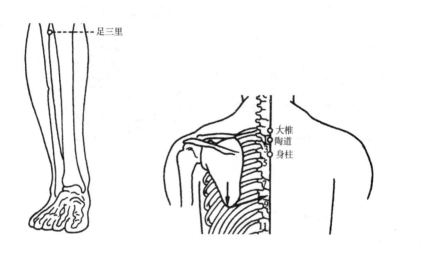

2. 防治咳嗽

穴位：天突、膻中、大椎、风门、肺俞。食欲缺乏，加足三里；上颌窦炎，加迎香。

方法：用温和灸法，每穴约灸5分钟，以局部皮肤稍红为度，每日1次。

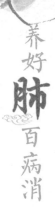

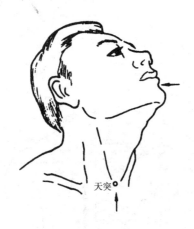

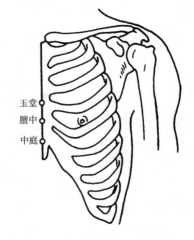

3. 防治哮喘

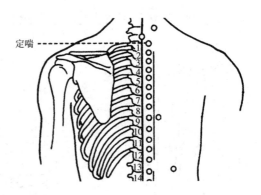

穴位：双侧定喘、肺俞、肾俞、足三里。

方法：治疗时间为每年三伏第1天。定喘、肺俞、肾俞用隔姜灸，足三里用雀啄灸。连用3年。

4. 防治慢性支气管炎

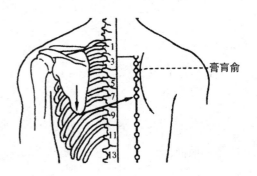

穴位：定喘、肺俞、膏肓俞。有哮鸣音加天突；喘息加膻中、肾俞。

方法：治疗时间为每年三伏第1天，用隔姜灸。连用3年。

5. 艾灸操作注意事项

① 施灸时，应选择正确的体位。体位平稳舒适，既有利于准确选择施灸部位，又有利于艾炷的安放和施灸的顺利完成。

② 在施灸时，应防止艾火脱落，以免造成皮肤及衣物的烧伤。灸疗过程中要及时调整灸火与皮肤间的距离，掌握灸疗的量，以免造成施灸太过，引起灸伤。灸后若局部皮肤出现水疱，只要不擦破，可任其自然吸收。若水疱过大，可用消毒针从疱底刺破，放出水后，再涂紫药水。若有感染，应及时处理。此外，对呼吸系统疾病患者进行灸治时，更应注意。

③ 施灸应先背部后腹部，先上后下，先少后多，灵活掌握，不可拘泥。

④ 妊娠期妇女的腰骶部不宜施灸。

七、 拔罐养肺法

拔罐是老百姓常用的保健方法，可以说没有哪个中国人是不知道拔罐的。正是因为拔罐有简便、疗效突出、价格低廉等优势，因而在民间流传广泛。我在这里简单给朋友们介绍几种常用的拔罐手法。这个不要过分追求手法，有效果就行，防止过犹不及伤害了自己。不行就用抽气的罐，安全！对于我们老百姓来说，保健方

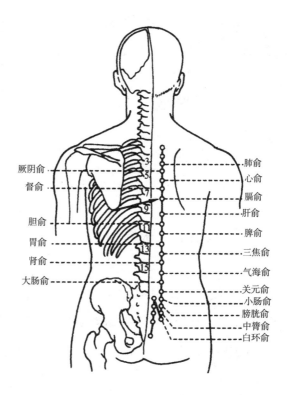

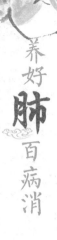

法安全是第一位的，疗效是第二位的。

1. 防治感冒

穴位：背部脊柱两侧旁开 1.5 寸、3 寸为膀胱经循行线。

方法：以凡士林油或润肤霜为介质，用闪火法吸拔后，以手握住罐底，稍倾斜，稍用力将罐沿着肌肉、经络循行线推拉（罐具前进方向略提起，后方着力），反复操作至走罐区皮肤紫红为度。然后把罐留在大椎穴处 5 分钟。

2. 防治哮喘

穴位：大椎、肺俞。

方法：哮喘发作之际或欲发时在上述穴位上拔罐，留罐 10 ～ 15 分钟。

穴位：神阙（即肚脐）。

方法：于神阙处拔火罐，每次 10 ～ 30 分钟，以脐部轻度充血为度，1～3 日 1 次。

3. 防治咳嗽

穴位：大椎。

方法：单纯拔罐法，留罐 10 ～ 15 分钟。

4. 防治慢性支气管炎

穴位：肺俞、神阙。

方法：单纯拔罐法，留罐 10 ～ 15 分钟。如在夏季三伏和冬季三九天配合穴位贴敷，疗效更好。

5. 防治急性扁桃体炎

穴位：大椎。

方法：单纯拔罐法，留罐 15～20 分钟。

要注意以下事项：①婴幼儿、孕妇腰骶部忌用。②皮肤过敏、溃疡瘢痕、不明肿块、肌肉瘦削或高骨、毛发等部位忌用。③心前区、大血管、五官、肛门等特殊部位忌用。④吸拔时间不宜过长，如出现水疱，不可挑破，可涂龙胆紫（甲紫）进行消毒处理，并有收敛作用。

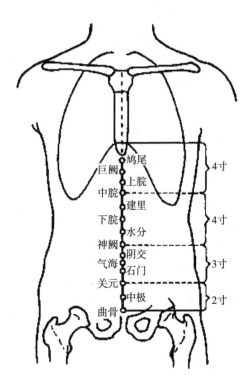

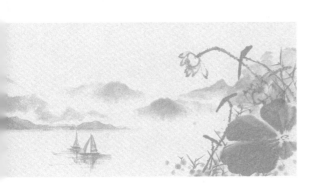

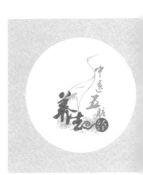

第六章

细节决定肺健康，生活中的保肺学问

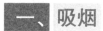

一、吸烟

——有害健康

1. 烟毒猛于虎

吸烟有害健康，几乎所有的人都知道。即使知道吸烟有害，还是有很多朋友吸烟。那么吸烟究竟对人体有哪些危害，我们又应该如何解烟毒，保护肺的健康呢？

◉ 烟毒之害一——尼古丁

尼古丁是一种难闻、味苦、无色透明的油质液体，挥发性强，在空气中极易氧化成暗灰色，能迅速溶于水及酒精中，可通过口、鼻、支气管黏膜很容易被机体吸收。粘在皮肤表面的尼古丁亦可被吸收渗入体内。当尼古丁进入人体后，会产生许多作用：如尼古丁可以使血管收缩、心跳加快、血压上升、呼吸变快、精神状况改变（如变得情绪稳定或兴奋），并促进血小板凝集，是造成心脏血管阻塞、高血压、中风（脑卒中）等心脑血管疾病的主要帮凶。

◉ 烟毒之害二——氧化物质过量

抽烟会使你身体中所储备的抗氧化素、维生素快速消耗，同时身体中的氧化物质又随之增加，如果不能及时补充就会造成过氧化作用。

◉ 烟毒之害三——防癌的硒元素含量下降

研究表明，吸烟会导致人体血液中的硒元素含量偏低，而硒是防癌不可缺少的一种微量元素。如果体内硒缺乏，肠道、前列腺、乳腺、卵巢、肺

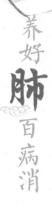

的癌症及白血病的发病率会增高。

◉ 烟毒之害四——胆固醇及脂肪在体内堆积

因为吸烟可使血液中的胆固醇及脂肪沉积量加大，大脑供血量减少，易致脑萎缩，加速大脑老化等。所以最好少吃含脂肪酸的肥肉，而要相应增加一些能够降低或抑制胆固醇合成的食物，如牛肉、鱼类、豆制品及一些高纤维性食物，如辣椒粉、肉桂及水果和蔬菜等的皮壳。

◉ 烟毒之害五——毒物在体内滞留

烟雾中的一些化合物可以导致动脉内膜增厚、胃酸分泌量显著减少及血糖增高等。吸烟真不是件好事，虽然能通过以上各种食物抵消一些烟草对健康的负面影响，但长年累月的烟毒肯定会在体内形成"炸弹"，总有一天会"爆炸"。

所以，请关注吸烟的危害，为了自己的健康，也为了家人、朋友的健康，请努力戒烟。

2. 食物疗法帮您减轻吸烟危害

中医学认为，肺为娇脏，不耐寒热，最喜清气熏蒸，最恶燥气炎逼。而香烟为热毒燥邪，长期吸烟，最易伤肺。燥热侵袭肺脏，致肺气宣降失司，肺气郁闭，火毒上熏，灼液成痰，最终引起多种症状。在治疗方面，针对肺的生理功能和烟毒的病理特性，多以清热化痰、养阴润肺为法。在这里，我们介绍几个食疗方，以期能通过"食疗"来预防烟源性疾病，减少吸烟的危害。

当人的体液呈碱性时，可减少吸烟者对尼古丁的吸收。你可以多吃水果、蔬菜、大豆等碱性食物，以降低尼古丁的吸收率。同时，这些碱性食物还可以刺激胃液分泌，增加肠胃蠕动，避免在吸烟者中较为常见的消化不良、腹胀及高血脂等症的发生。

因此，吸烟的人特别需要补充抗氧化维生素，如胡萝卜素、维生素 C、维生素 E 等。尤其是维生素 C，它是一种水溶性维生素，也被称为"抗坏血酸"，能够有效地避免过氧化作用，同时减少吸烟者的吸烟冲动。在日常生活中，为了补充这些维生素，你应该多吃蔬菜、水果，少吃肉类，在人体内制造碱性生理环境。同时还应该注意适量补充维生素 B、钙和镁，它们可以帮助缓解压力，减轻戒烟过程的焦虑和失眠状况。

因此，吸烟者宜常补充含硒丰富的食物，首推芝麻、麦芽、蘑菇、大蒜；其次是蛋类、酵母、金枪鱼；再次是动物肝脏、肾脏等。

茶叶中含有茶多酚、咖啡碱（咖啡因）、维生素 C 等多种成分，能够对烟毒物质起到分解作用；又因茶叶的利尿作用，可减少毒物在体内的停留时间。

3. 吸烟人要慎重洗肺

长期吸烟的人，当吸入的烟毒黏附在气管壁和肺泡上时，气管壁和肺泡中清扫有害物的肺纤毛就会发生粘连、脱落，肺泡中吞噬有害菌的吞噬细胞会减少，导致细胞增生、病变，细菌、毒物寄生，摄氧能力下降，二氧化碳潴留……肺成了"藏污纳垢"的地方。久而久之，人的肺就会由深红色变成模糊的灰色，最终变成黑色。

大量烟毒吸附在肺内会导致多痰、咳嗽、干呕、哮喘、气管炎、肺炎、肺气肿等。烟毒进入血液后，又是诱发心脏病、高血压、动脉硬化等疾病的罪魁祸首。大量烟毒还会抑制男性荷尔蒙分泌，导致男性性功能低下、男性性功能障碍或完全丧失男性能力。女性被动吸烟会导致头晕、恶心、皮肤粗糙、脸色晦暗、色斑等，还易导致不孕。烟毒经常刺激肺部，极易诱发肺癌。据统计，80% ~ 90% 的男性肺癌患者，19.3% ~ 40% 的女性肺癌患者，发病都与吸烟或被动吸烟有关。

"洗肺"这个词现在渐渐流行于广大的烟民中，其准确称呼是"大容量全肺灌洗术"，形象地说，就是给肺"洗个澡"。烟民们将"洗肺"当作神奇的保健术，想当然的认为"洗肺"可以彻底洗掉长期吸烟对肺脏的影响，殊不知洗肺作为一种专业性较强的新型医疗技术，是治疗矽肺、煤矿工尘肺、水泥尘肺、电焊肺、铸工尘肺等特殊职业疾病的一种手段，绝非保健术。

这种对医疗设备、术中急救措施都有相当"高标准"要求的灌洗术，需要在全麻的情况下进行。手术将肺里沉积的粉尘洗出来。"洗肺"的原理是利用生理盐水对被污染的肺部进行冲洗，然后再将脏水抽出。

值得一提的是，进行洗肺手术时，首先要对患者进行全身麻醉，然后从口腔插入双向导管，对一侧肺泡进行冲洗，另一侧则保持机械通气。过程中导管插入的深度与部位一定要很准确，否则就会有危险。每次手术过程中，根据患者的肺容量，每次要灌进生理盐水 1000 毫升左右，需连续灌洗 12～15 次。洗后抽出来的液体开始是浑浊的，甚至是乌黑的，随着冲洗次数的增多会逐渐变淡，直到盐水变清澈为止。

这种灌洗术，绝非街头小巷诊所所能进行的。简单举例来说，假如洗肺过程中，灌洗液的水温"不达标"或手术后护理措施不到位，这些看似细微的环节，都极有可能让患者"醒不过来"。所以，洗肺一定要慎重，且一定要经过专业医生的鉴定。

洗肺的禁忌证：① 气管与主支气管畸形，致使双腔导管不能正确就位者。② 患有心、肝、肾、血液系统疾病与急、慢性传染病或其他重要并发症者。③ 肺内并发活动性结核、急性感染、肺大疱、重度阻塞性肺气肿、肺心病或严重损伤肺功能的其他疾病。

二、当心油烟

——潜在室内的一双黑手

有研究表明，吸入油烟对健康人和慢性支气管炎患者肺功能均有明显的影响。吸入者出现呛咳、胸闷、气短等症状，说明油烟对气道有较强的刺激作用，使气道收缩，呼吸阻力增加。

厨房油烟就是室内危害肺部健康的一双黑手，想想厨房里的纱窗长时间不清理就会出现油垢，同样，长时间吸入油烟，我们的呼吸系统也会沾染些许污渍。长期吸入厨房油烟可引起鼻炎、咽喉炎、气管炎等呼吸系统疾病，甚至导致哮喘恶化，从而增加患肺癌的机会。对于女性来说，油烟的另一大毁灭功能就是使面部皮肤因子活性下降，导致皮肤灰暗粗糙、充满皱纹（民间俗称"黄脸婆"），使用再多的化妆品也挽回不了油烟对青春的损害。对儿童来说，油烟同样危害着他们的健康。据调查，厨房污染严重的家庭，儿童感冒咳嗽的发病率超过50%，其父母呼吸系统疾病的发病率也呈相同趋势，但变化不如儿童明显。儿童对室内空气污染比较敏感，相对于成人更容易受到伤害。

自我记事起，外婆就患有慢性支气管炎，小时候每次去外婆家玩，每天早晨都是被外婆的咳声吵醒，每天早晨外婆都是做一会儿饭，然后咳上好一阵子才能继续做饭，当时还不明白是为什么，原来都是油烟惹的祸。可是现在外婆的肺已经不可逆转，几十年油烟的侵害已经发展为肺心病。所以广大的朋友们，为了我们肺的健康，从现在起就要防止油烟对我们的侵害。

那么我们应该怎样对付油烟呢？对付室内的这只黑手的方法主要有两点：一是"排"，没见过大厨或者家庭主妇在炒菜时戴口罩吧，因为他们有油烟机，但一台好的油烟机并不可以解决室内的油烟问题；故需经常通风，将室内残留的油烟吹走。二是"清"，油烟微小的颗粒可以附着在家具表面，

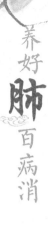

也可以附着在我们的肺叶上，清除室内残留油烟可以选用活性炭、茶叶、洋葱等有吸附性的物质放置在角落里；清除体内残留油烟可以食用木耳、胡萝卜等食物。

三、空气污染
——为什么受伤的总是"肺"

空气污染是人类为工业文明所付出的代价，沙尘暴、汽车尾气、化工厂有毒气体的排放等，无形、无色、无味的空气中夹杂着这些有毒的成分，每一次呼吸都会与我们的肺亲密接触，因此空气污染这位杀手的第一个目标永远都是我们的肺脏。空气污染使人类与有毒物质的接触越来越密切，肺比身体其他任何部位受有害空气损害的可能性都更大，因为肺的内部表面积比全身皮肤的面积大 40 倍。可想而知，肺怎么能不受疾病的侵袭？

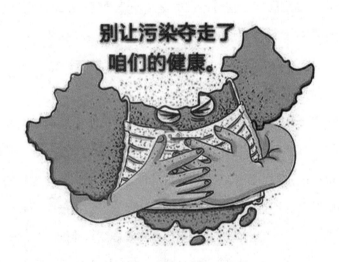

1. 空气清新剂——室内新的污染源

处于人群拥挤、空气混浊的都市，人们渴望能呼吸到清新的空气，于是"空气清新剂"应运而生。单从名称上看应该能使空气清洁、气味清新，许多消费者也正是冲着这点才购买和使用的。那么，这些"空气清新剂"真能满足人们清洁空气的愿望吗？

日常生活中，由于居室通风不畅难免会积存异味，因此，许多人希望借助空气清新剂来驱走异味，改善空气质量。同时在空气中散发出淡淡香味，可以提神醒脑、缓解疲劳。那么，空气清新剂是否名副其实可以清新空气呢？

空气清新剂实际上不能改变空气的质量，是因为它是用另外一种气味来掩盖空气中的气味。

目前，市场上销售的"空气清新剂"归纳起来有气态、液态和固态三类。气态的空气清新剂有臭氧和负离子两种类型；液态的空气清新剂主要用各种不同香料溶于有机溶剂中制成；固态的主要有卫生香和熏香两类，由乙醇、香精、去离子水等成分组成，罐装产品中还含有丙烷、丁烷、二甲醚等推进剂，并充以一定量的氮气等压缩气体。使用时通过散发香气来掩盖异味，并不能与导致异味的气体如氨气、硫化氢等发生反应，也就不可能分解或清除这类有害气体。

因此，"空气清新剂"只能混淆人的嗅觉，在某些臭味特别大的地方（如厕所），确实能起到很好的除臭作用，减轻或消除人们不舒服的感觉，但并不能真正达到清洁空气的作用。过分依赖或过多使用"空气清新剂"，有可能对健康造成危害。

在家中一定要使用空气清新剂时，具体要做到下列几点：①要节制使用空气清新剂，可不用时坚决不用，欲使用空气清新剂调节气味、营造气氛，也应该尽量选择知名品牌产品，以防止产生新的空气污染；②尽量减少同空气清新剂接触，如在家中喷洒或点燃空气清新剂时，家人最好离开现场，等大部分气溶胶或烟雾微粒沉降之后，方可进入；③家中有过敏体质者、哮喘病患者、老弱患者或婴幼儿等，最好不要使用空气清新剂；④要搞好家

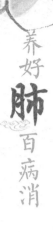

中清洁卫生，从根本上清除恶臭根源，对室内混浊的空气，必须靠开窗通风等手段来改善，以减少或不使用空气清新剂。

2. 加湿器——用对了养肺，用错了伤肺

加湿器，顾名思义，就是增加室内的湿度。我们都知道，干燥的环境让人感觉皮肤紧绷、口舌干燥等特别的不舒服，利用空气加湿器则可以改善空调房或者冬季干燥的室内环境。湿润的空气能保持盎然生机，使肌肤滋润，促进面部细胞血液循环和新陈代谢，从而舒缓神经紧张，消除疲劳。此外，加湿器还可以作为时尚摆设。

加湿室内空气，可以通过洒水、放置水盆等方式进行，但最方便的还是使用加湿器。很多家庭都买了加湿器，24 小时开个不停。但是，专家指出，加湿器使用不正确，非但不能净化空气，反而会增加患呼吸道疾病的可能性。加湿器使用时，一定要定期清理，否则加湿器中的真菌等微生物随着气雾进入空气，再进入人的呼吸道，容易患加湿器肺炎。大多数消费者不知道"吸入白雾对人体有害"和"加湿器二次污染"等问题，仅有少数消费者知道净化型加湿器每年需换芯。此外，空气的湿度也不是越高越好，冬季，人体感觉比较舒适的湿度是 50% 左右，如果空气湿度过高，人会感到胸闷、呼吸困难，所以加湿以适度为好。

3. 甲醛——不可被忽视的室内污染

室内空气污染物多达 500 多种，比室外高 5 ~ 10 倍。室内空气污染已成为多种疾病的诱因，而甲醛则是造成室内空气污染的一个主要方面。

甲醛，是一种无色，有强烈刺激性气味的气体，易溶于水、醇和醚。甲醛在常温下是气态，通常以水溶液形式出现。其 35% ~ 40% 的水溶液称福尔马林。

首先，用作室内装饰的胶合板、刨花板、纤维板等人造板材。因为甲醛具有较强的黏合性，还具有加强板材的硬度及防虫、防腐的功能，所以目前生产人造板使用的胶剂是以甲醛为主要成分的脲醛树脂。板材中残留的和未参与反应的甲醛会逐渐向周围环境释放，形成室内空气中甲醛的主体。

其次，用人造板制造的家具。这是因为在加工人造板材时采用了大量的树脂类黏合剂，在大量使用黏合剂的每一个环节，都会有甲醛释放，而且脲醛树脂、酚醛树脂、三聚氰胺甲醛树脂等释放甲醛的过程是一个持续的过程，释放量还会随着季节和气候的改变而变化，长期影响着室内环境。

最后，其他各类装饰材料。如贴墙纸、化纤地毯、泡沫塑料、油漆、涂料等也含有甲醛成分，并有可能向外界散发。

◎ 甲醛的危害有哪些

① 致敏作用：皮肤直接接触甲醛可引起过敏性皮炎、色斑、坏死；吸入高浓度甲醛时可诱发支气管哮喘。

② 刺激作用：甲醛的主要危害表现为对皮肤黏膜的刺激作用。甲醛是原浆毒物质，能与蛋白质结合，高浓度吸入时会严重刺激呼吸道并导致水肿、头痛。

③ 致突变作用：高浓度甲醛还是一种基因毒性物质。实验动物在实验室高浓度吸入甲醛的情况下，可引起鼻咽肿瘤。

④ 对孕妇的作用：甲醛超标，能诱发孕妇的细胞核基因突变，导致月经紊乱、不孕症、妊娠综合征、流产、胎儿发育畸形、胎儿脑发育受损、新生儿染色体异常及先天性心脏病等缺陷。

⑤ 对儿童的作用：甲醛超标可导致儿童患哮喘、白血病，也是导致青少年记忆力和智力下降的主要元凶！

此外，室内甲醛超标对室内工作人员可造成头晕、恶心、呕吐、咳嗽、胸闷、乏力、呼吸功能下降、肺气肿等。当空气中的甲醛严重超标达每立方

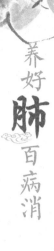

米 30 毫克时，即可致人死亡。

◉ 室内甲醛等空气污染的应对措施

甲醛虽然顽强，但应对之策并不是很难。家中空气不新鲜，花草、水果和活性炭等都是"良方"。

大部分植物都是在白天吸收二氧化碳释放氧气，在夜间则相反。芦荟、吊兰、虎皮兰和景天等却是一直吸收二氧化碳释放氧气的，且这些植物都非常容易成活。

芦荟：有一定的吸收异味作用，作用时间较长，且有美化居室的效果。

吊兰：有一种叫"折别鹤"的吊兰，不但美观，而且吸附有毒气体效果特别好。一盆吊兰在 8～10 平方米的房间就相当于一个空气净化器。

虎皮兰：虎皮兰分金边和纯绿两种，能够吸附毒素，净化空气。金边虎皮兰每片叶片平均 24 小时可吸收甲醛 30 毫克，如果在一间 30 平方米的房间里摆放 6 盆金边虎皮兰，5 天内就能使室内甲醛全部消失。

景天：内含红景天苷和苷元酪醇，具有抗微波辐射、抗毒以及对神经系统和新陈代谢的双向调节作用，是一种环境适应药。

水果盆景：小南瓜、洋梨、香瓜、橘子、柠檬等都是绝佳的除味剂，将带果植物盆景放在新房内，既环保有益健康，又能享受瓜果的自然香味。如果想尽快驱除新居的刺鼻味道，可以用灯光照射植物，植物经过光线照射，光合作用加强，生命力更加旺盛，释放出来的氧气比无光照射下会增长几倍。

活性炭：活性炭对苯、甲苯、二甲苯、乙醇、乙醚、煤油、汽油、苯乙烯、氯乙烯等物质都有吸附功能，可快速消除装修异味，均匀调节空间湿度，对于居室、家具衣橱、书柜、鞋柜、鞋内、冰箱、卫生间、地板、鱼缸、汽车、空调、电脑、办公及娱乐场所，都有很好的效果。它是甲醛的克星，杀毒的专家。

洋葱：新油漆的墙壁或家具有一股浓烈的油漆味，要去除油漆味，将洋葱浸泡水中放在室内，可以起到一定效果。

　　要减少装修异味最根本的还是要解决"源头"，要关注设计方案、施工工艺和装修材料三个重要环节。特别值得一提的是，设计方案和施工工艺容易被忽视。比如在选定设计方案时，不要过多应用单一材料，木材、石材、玻璃和铁艺要搭配使用。另外，购买材料时应先详细了解产品状况，尤其是购买芯板、涂料、油漆和黏合剂等材料时要选择符合国家安全标准的装修装饰材料，选择刺激性气味较小的产品，因为刺激性气味越大，说明其有毒气体释放越多。装修后应对居室进行评估，过一段时间再入住。

　　怎样应对空气污染对肺的影响呢？积极地参与到环境保护事业中是必须的，但相对于空气污染对肺伤害的速度来说就有点杯水车薪。远水解不了近渴，那该怎样自救呢？首先要"避"，《内经》中说"虚邪贼风避之有时"，就是这个道理。空气质量差的时候尽量减少外出，居住地尽量远离城市主干道，沙尘大的时候戴口罩，尤其是从事某些特殊工作，如矿工、电焊工、交警等长期在粉尘中作业的人群，一定要做好劳动保护。再说"清"，已经在污染空气中浸泡日久的肺，唯有"清"法才可以缓解。木耳、银耳、胡萝卜等食物就具有这样的功效；还可以定期到空气清新的环境中运用前文所述的呼吸吐纳法，呼出肺中的浊气，吸入空气中的清气。经常到森林中去呼吸新鲜空气吧。

四、雾霾来袭——如何保护好你的肺

1. 什么是雾霾

　　雾霾是雾和霾的混合物。早晚湿度大时，雾的成分多；白天湿度小时，霾占主要成分。其中雾是自然天气现象，空气中水汽氤氲，虽然以灰尘作为凝结核，但总体无毒无害。霾的核心物质是悬浮在空气中的烟、灰尘等物质，颜色发黄。由于人能通过呼吸运动使气体直接进入并黏附在人体下呼吸道和肺叶中，故雾霾对人体健康大有伤害。雾霾天气的形成主要是人为的环境污染（如北方冬季供暖、汽车尾气的排放等），再加上气温低、风力小等自然条件，导致污染物不易扩散。

那么，什么是雾霾天气呢？雾霾天气是一种大气污染状态。雾霾是对大气中各种悬浮颗粒物含量超标的笼统表述，尤其是PM2.5（空气动力学当量直径小于等于2.5微米的颗粒物）被认为是造成雾霾天气的"元凶"。随着空气质量的恶化，阴霾天气现象出现增多，危害加重。中国不少地区把阴霾天气现象并入雾一起作为灾害性天气预警预报，统称为"雾霾天气"。

2. 雾霾来袭——受危害最重的是"肺"

霾被吸入人的呼吸道后对人体有害，如长期吸入会造成许多疾病，严重者会导致死亡。雾霾中含有对人体有害的细颗粒、有毒物质达20多种，包括了酸、碱、盐、胺、酚，以及尘埃、花粉、螨虫、流感病毒、结核杆菌、肺炎链球菌等，其含量是普通大气水滴的几十倍。现在许多研究已证实，这些颗粒物会对呼吸系统和心血管系统等造成伤害，导致哮喘、肺炎、肺癌、心血管疾病、出生缺陷和过早死亡等。

◉ 雾霾对肺的影响

雾霾会对人体的呼吸道产生影响，可能会引起急性上呼吸道感染（感冒）、急性气管支气管炎、肺炎、哮喘、诱发或加重慢性支气管炎等。特别是儿童呼吸道、鼻、气管、支气管黏膜柔嫩，且肺泡数量较少，弹力纤维发育较差，间质发育旺盛，更易受到呼吸道病毒的感染。人长时间处于雾霾中，可引起气管炎、喉炎、肺炎、哮喘、鼻炎、眼结膜炎及过敏性疾病的发生，对幼儿、青少年的生长发育和体质均有一定的影响。此外，大雾天气空气质量差，抵抗力较差的糖尿病患者极有可能出现肺部及气管感染而加重病情。对于支气管哮喘、慢性支气管炎、阻塞性肺气肿和慢性阻塞性肺疾病等慢性呼吸系统疾病患者，雾霾天气可使病情急性发作或急性加重。如果长期处于这种环境还会诱发肺癌。

◎ 雾霾天气老人、孩子"很受伤"

雾霾天气笼罩，可以导致近地层的紫外线减弱，使空气中的传染性病菌如结核杆菌等的活性增强，传染病增多。由于紫外线的照射不足，使儿童体内维生素 D 生成不足，对钙的吸收大大减少，严重者会引起婴儿佝偻病、儿童生长减慢。如果长时间处在这种环境中，这些物质会对儿童的呼吸道产生影响；如果进入肺部，会对儿童肺部的纤毛运动产生影响，从而引起上呼吸道感染、急性气管支气管炎及肺炎、哮喘发作等。儿童、老人抵抗力弱，雾霾天对他们影响较大，注意防护是非常重要的。

身边就有一个这样的例子，邻居家年过六旬的李大爷退休后一直坚持早起锻炼身体。一天早上 6 点多，当时是雾霾天气，老人却坚持在雾中晨练，但开始锻炼不到 10 分钟，就感到胸闷、喘憋，而且症状愈加严重，不得不紧急送往附近的医院进行救治，发现老人是急性心肌梗死，幸而抢救及时。老人和儿童的免疫力相对青年人来说较低，在雾霾天气时更要注意，不要雾霾天长时间在户外，防止诱发感染，导致上述疾病。如果必须外出，一定要做好防护措施再出门。

◎ 影响心理健康

持续大雾天对人的心理和身体都有影响。从心理上说，大雾天会给人造成沉闷、压抑的感受，刺激或者加剧心理抑郁的状态。此外，由于雾天光线较弱、气压较低，有些人在雾天会产生精神懒散、情绪低落的现象。心情不好自然也会影响人的生活和工作状态，尤其是有抑郁焦虑的人更要注意雾霾天的防护。

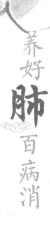

◉ 雾霾天气更易致癌

据统计，近 30 年来，我国公众吸烟率不断下降，但肺癌患病率却上升了 4 倍多。这可能与雾霾天气增加有一定的关系。不但浓雾缭绕、能见度非常低的天气会对人体健康产生影响，时而有雾、时而多云的天气也会有同样的问题。

雾霾天气对肺部影响较大，可引起炎症，导致气管等的变化。长时间在雾霾环境下呼吸，会对肺产生不良刺激，有可能发展为肺癌，所以做好防护很重要。

3. 抗霾总动员

雾霾对人体危害如此严重，如何能做到有效地防止雾霾进入我们的气管和肺里呢？下面提出几点建议。

◉ 戴口罩

医用口罩对 0.3 微米的颗粒能挡住 95% 左右。选择口罩要买正规合格的，同时要试戴一下，买与自己脸形大小匹配的型号，要最大限度地贴紧皮肤，让污染颗粒不能进入。口罩不能洗，取下后，要等里面干燥后再对折收起来，以免呼吸的潮气让口罩滋生细菌。老年人和有心血管疾病的人要避免佩戴专业抗病毒气溶胶口罩，因其密闭性好，戴上后容易呼吸困难，缺氧而感到头昏。

另外，现在市面也有针对雾霾的过滤口罩，带有呼气阀，可以防止 PM2.5 吸入人体。对于高度敏感、气道高反应的人群，建议雾霾天气严重时，使用此种口罩；在平时去人多的地方时，也建议佩戴，避免疾病的发生。

⊙ 外出尽量别骑车

雾霾时应暂时减少晨练，尽量选择在 10～14 时外出。同时，要多喝水，少吸烟并远离"二手烟"，减轻肺、肝等器官的负担。习惯骑单车、电动车上班或出门办事的人，尽量避开早晚交通拥挤的高峰时段，或改乘公交车。这是因为汽车尾气里有很多没有完全燃尽的化学成分，会随着空气里面的细小颗粒漂浮。当你骑单车或电动车时，身体需氧量增加，肺就会吸入大量空气，从而导致有害颗粒从口鼻进入肺内，诱发感染。因此，雾霾时尽量不要骑车外出。

⊙ 外出回到室内必做三件事

雾霾天外出回到家，要及时进行清洁。清理的方法很简单却很有效，只要做好这三件事：洗脸、漱口、清理鼻腔。洗脸最好用温水，可以将附着在皮肤上的霾颗粒有效地清洁干净。漱口的目的是清除附着在口腔的脏东西。最关键的是清理鼻腔。清理鼻腔时，一定要轻轻吸水，避免呛咳。家长在给儿童清理鼻腔时，可以用干净的棉签蘸水，反复清洗。

⊙ 雾霾天尽量不要开窗

在大雾天气升级的情况下尽量不要开窗；确实需要开窗透气的话，开窗时应尽量避开早晚雾霾高峰时段，将窗户打开一条缝通风，不让风直接吹进来，通风时间每次以半小时至一小时为宜。家中以空调取暖的，尤其要注意开窗透气，并且要避开雾霾高峰，从而确保室内氧气充足。最好等雾霾散开一点，等太阳出来了再开窗户不迟。

⊙ 把雾"喝"出来

多喝水很重要。多喝水可以很好地缓解雾霾天气对身体的伤害，其实，这与感冒要多喝水是一样的道理。如果天气比较冷，尽量不要喝冷水，要多

第六章　细节决定肺健康，生活中的保肺学问

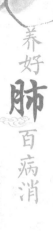

喝温水、热水。饮食清淡，多吃蔬菜水果。尽量避免重口味、油炸、辛辣食物的刺激，多补充维生素以及一些清肺润喉的食物，这样可以很好地缓解雾霾的影响。

多喝桔梗茶、桔梗汤等"清肺除尘"的茶饮，以利于有害物质排出。

桔梗汤做法：桔梗 15 克、甘草 30 克，开水泡服。桔梗有宣肺祛痰、利咽排脓的作用；甘草有清热解毒的作用。甘草泻火，桔梗宣肺，热气得泄，肺窍得通，故能减轻咽喉干痒、疼痛的症状，还能排毒防霾。

4. 雾霾天气我们吃什么

中医讲"药食同源"，那么雾霾天气，我们吃什么好呢？下面介绍一些食物，对抗雾霾有一定好处。

◉ 萝卜——蔬中最有利者

"冬吃萝卜，夏吃姜"，冬季吃萝卜对身体大有好处，能提高身体的抵抗力，在寒冷的天气以及恶劣的空气环境中，能帮助我们的身体抵御寒冷和雾霾的伤害。此外萝卜能帮助大肠排泄宿便，减少体内废物的淤积。萝卜的做法有多种，介绍几种如下。

萝卜汤

材料：白萝卜，葱，姜，调料适量。

做法：

① 白萝卜去皮洗净后切片；葱洗净后切段。

② 水烧开后，加入大地鱼粉及姜片，再煮沸后加入白萝卜煮 15 分钟。

③ 加入葱段，再加入适量盐调味，在上桌前撒上适量胡椒粉。

凉拌萝卜丝

材料：白萝卜 300 克，盐、鸡精、香油适量。

做法：萝卜洗净，削去老皮，然后切成丝，加入适量盐、香油、味精等调料，拌匀即可食用。

炒萝卜

材料：萝卜，酱油、鸡粉、盐、淀粉、葱花、姜末、蒜末各适量。

做法：

① 将萝卜洗净，去皮，切块、切丝、切条都成；将酱油、鸡粉、盐、淀粉加适量水，拌匀成调味汁待用。

② 炒锅上旺火，加适量油烧热，投入萝卜煸炒至八成熟时盛出待用。

③ 锅中再放油烧热，爆香葱、姜、蒜，将调味汁和萝卜同时放入拌炒，再放入少量熟食油炒匀即可。

牛肉炖萝卜

材料：牛肉，白萝卜，料酒、葱、姜等调味料。

做法：

① 将牛肉洗净切块，飞水后捞出沥干备用；萝卜切块。

② 将油锅烧热，倒入牛肉块煸炒片刻，喷洒料酒炒出香味，盛出待用。

③ 砂锅中加入适量的热水，放入葱、姜、料酒烧沸，倒入牛肉煮 20 分钟，然后放入萝卜，转小火炖至牛肉、萝卜熟烂即可。

◉ **滋阴润燥抗病毒的百合与雪梨**

雾霾天对呼吸系统影响最大，容易引起急性上呼吸道感染、肺炎等疾病，故应多吃润肺食物，如雪梨、百合、莲藕、荸荠等。将雪梨和百合煲成汤水，融和了雪梨的润燥和百合的抗病毒功效，能起到事半功倍的效果。

冰糖炖雪梨

材料：雪梨，冰糖，枸杞子。

做法：

① 梨削皮，去核。

② 砂锅里加水，将冰糖和梨放到砂锅中，大火煨开后改小火煨一小时

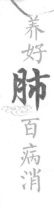

左右，汤汁浓稠即可，最后撒上枸杞子即可食用。

雪梨炖百合

材料：雪梨，百合，蜂蜜，冰糖。

做法：

① 干百合用清水浸泡 30 分钟，放到开水锅中煮 3 分钟，取出沥干水分；雪梨对半切开，挖去梨心，切块后备用。

② 把处理好的雪梨块、百合放入砂锅中，加入适量的水，小火煲 20 分钟，加入适量冰糖溶化，待温加洋槐花蜂蜜即可食用。

◎ 气阴双补之山药

山药味甘平，是一种性质平和的滋补脾、肺、肾的食物。现代医学研究表明，山药含有淀粉酶、胆碱、黏液质、糖蛋白和自由氨基酸、脂肪、碳水化合物、维生素 C 及碘、钙、磷等。山药中所含的淀粉酶，有人称之为"消化素"，能分解蛋白质和碳水化合物。山药所含的皂苷、黏液质，有润滑、滋润的作用，故可益肺气、养肺阴，治疗肺虚痰嗽久咳之症。中老年人经常食用山药粥，补益颇多。山药补脾益气，正符合"培土生金"的中医治疗原则。

山药粥

材料：生怀山药 500 克，白糖适量。

做法：

① 将怀山药碾细过筛，放入盆内，调入凉水成糊。

② 锅中放适量水烧沸，边搅边下山药粉，烧至熟，加白糖调味即成。

◎ 玉玲珑——莲藕

莲藕是莲肥大的地下茎，微甜而脆，可生食也可做菜。它的根叶、花须果实，都可滋补入药。熟莲藕性味甘温、无毒，可以补心生血、健胃开脾、滋养强壮。莲藕汤可以利小便，清热润肺。

莲藕汤

材料：筒骨350克，莲藕500克，盐和芹菜适量。

做法：

① 将莲藕去皮洗净；芹菜洗净切成粒。烧开水，倒入筒骨焯掉血水，捞出用清水冲洗，沥干水分。

② 置高压锅于火上，把莲藕、筒骨放进锅里，倒入适量的水，加入盐调味；大火烧到气阀喷气，转小火20分钟。等完全消气后，打开盖子，将莲藕取出切片，放入汤中，撒上芹菜粒即可食用。

◉ "菌中之冠"银耳

前面的章节已经介绍过银耳的药用功效和丰富的营养价值，此外银耳还有明显的抗雾霾作用，下面介绍几种银耳的做法。

银耳莲子羹

材料：莲子50克，白银耳1朵，冰糖60克，枸杞子15颗。

做法：

①莲子提前一天浸泡。白银耳提前1个小时浸泡好，摘去老蒂头，撕成小朵，反复洗涤干净。

②砂锅中倒入大半锅水，倒入白银耳和莲子，大火烧开，转小火慢炖1个小时。

③加入冰糖、枸杞子，煮至冰糖溶化，关火，晾凉即可食用，每次一小碗即可。

银耳粥

材料：白银耳1朵，小米、冰糖、枸杞子适量。

做法：

①银耳泡发后去蒂，掰成小朵；小米洗净用清水浸泡1小时；枸杞子用温水洗净。

②银耳倒入锅里，添加清水，大火煮开，放小米再次煮开后，转小火，

第六章 细节决定肺健康，生活中的保肺学问

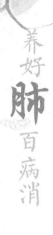

熬至米烂。

③米烂银耳也软糯了，这时加入枸杞子和冰糖，继续煮到冰糖化开即可。

五、花香怡人，可要当心肺受伤

人们都有用植物来装饰室内的习惯，几株植物便可为室内带来勃勃生机。但是，也并不是所有植物都能搬进房间的。有专家提示，在家中摆放植物也是一门学问。有些花卉散发出一些异味和废气，轻者令人不适，重者直接危害人的身体健康。在我们的生活中，有哪些植物不宜在室内摆放呢？

◎ 含羞草

含羞草，含有微量的毒性。含羞草体内的含羞草碱是一种有毒物质，这种毒素，接触过多，会导致眉毛稀疏、头发变黄甚至脱落；含羞草碱，还会伤害人的皮肤，因此注意不要用手指去拨弄含羞草。

◎ 夹竹桃

夹竹桃的花香能使人昏睡、智力降低。其散发出的气味，闻久了使人昏昏欲睡。夹竹桃全株有毒，含有多种强心苷，是剧毒物质，对人们的呼吸系统、消化系统危害极大。接触其分泌的乳液也容易中毒，中毒后恶心呕吐、腹泻，可致命。所以，家里不宜摆放夹竹桃。

◎ 郁金香

虽然郁金香的花容端庄，外形典雅，颜色艳丽丰富，异彩纷呈。但是它的花朵中含一种毒碱，人和动物在这种花丛中待上2~3小时，就会头昏脑涨，出现中毒症状，严重者还会毛发脱落。所以最好不要养在家里，如果是成束的鲜花，要注意保持室内通风。

◉ 一品红

一品红是色彩、外形兼具的花卉，但花卉专家认为其绝不能在室内摆放，因为一品红会释放对人体有害的有毒物质。一品红的茎、叶内分泌的白色乳汁也有毒，一旦接触皮肤，会使皮肤产生过敏症状，轻则红肿，重则溃烂；误食茎、叶会引起呕吐、腹痛，还有中毒致命的危险。所以，一品红最好不要养到家里，如果家里有小孩子，就更不能养了。

◉ 洋绣球

洋绣球所散发出来的微粒，如果与人接触，会使人的皮肤瘙痒，还有紊乱荷尔蒙的副作用，尤其是家有孕妇，危害很大。所以，不要轻易把洋绣球搬回家。

◉ 夜来香

夜来香花香浓烈，开花时会放出生物碱等物质，有高血压、心脏病人的室内尤其不宜摆放这种花。因为夜来香的香气中夹杂着大量散播强烈刺激嗅觉的微粒，闻后会产生憋闷难受的感觉，从而促使病症复发。

如果长期把它放在室内，会引起头昏、咳嗽，甚至气喘、失眠。夜来香夜间停止光合作用后会排出大量废气，这种废气闻起来很香，但是对人体健康不利，长时间身处此种气味中，会头晕、胸闷。夜来香有安全隐患，所以忌放在卧室内，最好是不要把它养在家里。

◉ 花叶万年青

花叶万年青的花叶内含有草酸和天门冬素。其枝叶的汁液具有很强的毒性，一旦触及皮肤，奇痒难熬。尤其是它的果实，毒性更大，误食后会引

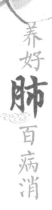

起口腔、咽喉肿痛，甚至伤害声带，故有人称花叶万年青为"哑巴草"。人畜误食都有可能带来生命危险。

◉ 水仙

水仙花美丽雅洁，但其头（鳞茎）内含拉可丁，是有毒物质。水仙的花、枝、叶都有毒。中毒后会发生呕吐、腹痛。它袭人的香气，也会令人神经系统产生不适，时间一长，特别是入睡前吸入其香气，会使人头昏。水仙花虽美，但是不代表健康，在家里养它要慎重。

◉ 滴水观音

要提醒大家的是，滴水观音茎内的白色汁液有毒，滴下的水也是有毒的，误碰或误食其汁液，就会引起咽部和口腔的不适，以及胃部灼痛感。皮肤接触它的汁液还会瘙痒难耐；眼睛接触其汁液可引起严重的结膜炎，甚至失明。

◉ 紫荆花

紫荆花的花粉有致敏性，如果人接触过久，会诱发哮喘或咳嗽症状加重。所以，有哮喘患者的家庭千万不要种植。即便没有此类患者的家庭，防患于未然，还是不养为好。

◉ 曼陀罗花

曼陀罗花就像个隐形杀手，千万别把它养在家里。它全身有毒，以果实特别是种子毒性最大，嫩叶次之，干叶的毒性比鲜叶小，花具有麻醉性。因其花汁有刺激神经中枢的作用，故吞食可产生兴奋作用，并可能出现幻觉。若误食曼陀罗花，过量可致神经中枢过度兴奋而突然逆转为抑制作用，使机体功能骤降，严重者可导致死亡。

◉ 黄杜鹃花

它的花朵含有毒素，最好不要触摸或嗅闻。一旦误食，轻者中毒，出现呕吐、呼吸困难、四肢麻木等症状；重者会引起休克，严重危害人体的健康。

◉ 松柏盆景

松柏类花木的芳香气味容易让人发生过敏反应，而且对人体的肠胃有刺激性；如闻之过久，不仅影响食欲，而且会使人感到心烦意乱、恶心呕吐、头晕目眩。所以喜欢松柏盆景的人要注意一下，如果非养不可的话，可以把它放在阳台或家人活动较少的地方，千万不要为了雅兴，放在卧室或书房等经常活动的场所。

◉ 五色梅

五色梅不适合在家栽养，因为其花、叶均有毒，误食后会引起腹泻、发热。

◉ 接骨木

接骨木散发出的气味会使人产生恶心、头晕、呕吐、呼吸困难、惊厥等症状，严重时可能会导致死亡。所以，不要把接骨木放在室内观赏，更不要在夜晚放到卧室。

患者室内不养花：花盆中的泥土产生的真菌孢子会扩散到室内空气中，引起人体表面或深部感染，还可能侵入人的皮肤、呼吸道、外耳道、脑膜及大脑等部位。这对原本就患有疾病、体质不好的患者来说，如同雪上加霜，特别对白血病患者和器官移植者危害更大。

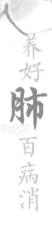

六、上火小心克肺气

所谓"上火"，系指机体内过热，人的全身或局部出现的显著热象。人的内热过重与季节有很大关联，夏季人体易生火。《素问》中说："南方生热，热生火。"火气反映在身体上，有口干舌燥、大便干结、心烦躁怒、情绪波动大等种种症状。

因为夏季属"火"，对应于人体，阳亢火气就大，当阴阳不平衡时，阴液消耗过多，五脏六腑都易生"火"，所导致的生理功能失调现象，就谓之"火气大"。内火常是许多病患之源，火气过旺，人的身心健康将受到严重损害。由于现代人的生活方式不同于以往，压力大、饮食结构不合理等，容易导致五脏生内热，五脏火气过旺，所致的证候有所不同。上火可能损伤肺气，出现咳嗽、咽喉疼痛、大便干燥等。

夏季炎热，现代人喜待在空调房内。冷气刺激人体汗孔收缩，堵塞了内火向外释放的渠道。人的体表与肺有密切关系，"肺主皮毛"，"皮毛"依靠卫气而有分泌汗液、润泽皮肤、防御外邪的功能，而卫气又得依靠肺气的宣发。肺功能出现障碍，宣发肃降失调，火盛耗伤肺阴，进而致肺阴虚火旺。"肺火"重者可见干咳、无痰或痰少而黏、有时痰中带血、潮热、盗汗、手足心热、午后两颧发红，并有失眠、口干、咽喉干燥、声音嘶哑、舌嫩红等症状。

七、习惯性感冒

——肺也会"乏力"

有些人会经常感冒，不分季节，只要有感冒流行，或者天气变化，就一定会感染。这些人本身体质虚弱，正虚易感邪气，又由于正虚无力祛邪，邪气滞留，日久耗伤肺气，肺气更虚，致使卫表不固，更易感邪，故肺系病症往往反复发作，缠绵不愈。《景岳全书·伤风》曰："有以衰老受邪，而不慎起居，则邪未去，新邪继之，多致终身受其邪累，此治之尤不易也。"习惯性感冒多是肺气虚的表现，其治疗以补肺气为主。下面介绍三种补益肺气的方药。

1. 玉屏风散

玉屏风散出自《世医得效方》。由黄芪 120 克、白术 150 克、防风 70 克组成。研末，每次 6 克，每日 2 次，开水送服。功能固表止汗，祛风散寒。适用于虚人感冒，气虚自汗。现代用此方防治习惯性感冒。此方不仅对气虚易感冒者有治疗作用，还能通过增强体质起到预防作用。

2. 润肺膏

润肺膏出自《重庆堂随笔》。由羊肺 1 具、杏仁（净研）、柿霜、真酥、真粉各 30 克、白蜜 60 克组成。先将羊肺洗净，次将以上 5 味入水搅黏，灌入肺中，白水煮熟，如常服食。具有养阴润肺止咳功效。治久咳、肺燥、肺痿、老慢支干咳少痰等。

3. 琼玉膏

琼玉膏出自《寿世保元》。由人参 360 克、生地黄 500 克捣汁、茯苓 750 克、白蜜 2500 克组成。将人参、茯苓研末，与生地黄汁、白蜜混合，拌匀入瓷瓶内，封固瓶口，置砂锅内，加水用桑柴火煮 3 昼夜，撤火后换蜡纸包封瓶口，浸井底一夜去火毒，再入原来砂锅之水中煮 1

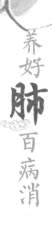

日即成。服法：每服 1～2 匙，温酒调服，不饮酒者白开水送服亦可，每日 2～3 次。具有润肺养阴、填精补髓功效。适用于中老年气阴不足之头晕目眩、惊悸不安、咳痰带血、盗汗烦热、记忆力减退、鬓发早白、腰膝酸软等症。

八、好皮肤肺做主

皮肤是人体最大的器官之一，是柔软而富有弹性的组织，能保留住水分及体温。皮肤位于身体外层，因此它的外观如有改变，你会很快注意到。与皮肤有关的症状通常是发痒、肿胀、粗糙或偶尔疼痛等，令人坐立不安，十分难受。由于影响外观难看，因此这些病还会使人觉得很尴尬，故不可轻视其影响作用。

中医认为，人体的组成外有皮、脉、肉、筋、骨，内有五脏六腑，以及经络、气血的纵横联系，形成了一个有机整体。因此皮肤与脏腑有密切的关系，尤其与肺的关系甚为密切。

"肺主皮毛"。人体通过肺气的宣发和肃降，使气血津液得以布散全身。若肺功能失常日久，则肌肤干燥，面容憔悴而苍白。肺虚的人，皮肤干燥而没有光泽、面容憔悴。若能善用润肺的中药，如百合、灵芝、杏仁、桑叶等，会帮助皮肤活化，使皮肤光亮。

1. 脸上长痘痘，肺热在作怪

脸上长痘痘是年轻女孩最苦恼的事了，要找出原因，尽量避免。额头长痘：压力大，脾气差，心火旺和血液循环有问题；双眉间长痘：胸闷，心律不齐，心悸；鼻头长痘：胃火过盛，消化系统异常；鼻翼长痘：与卵巢功能或生殖系统有关；右侧脸颊长痘：肺功能失常；左侧脸颊长痘：肝功能不顺畅，有热毒；唇周长痘：便秘导致体内毒素累积，或是使用含氟过量的牙膏；下巴长痘：内分泌失调；太阳穴长痘：太阳穴附近出现小粉刺，表示你的饮食中包含了过多的加工食品，造成胆囊阻塞；鼻子两侧长痘：鼻子两侧出现黑头粉刺、轻微干燥脱皮现象，表示血液循环不良；脸颊两侧长痘：这部分皮肤出现粉刺，表示饮食必须加以节制，不要暴饮暴食。控制饮食，调理情绪，是不长痘痘的最好方法。

右脸颊长痘痘是肺中有热及肺部炎症的反映。如果你肺火上升、喉咙干燥、痰多咳嗽，留意一下右脸颊痘痘。

肺热型痘痘是丘疹状的，就是一个一个的小包包，平时容易口干、心烦、舌苔很黄，典型的上火症状。这时候要注意饮食和情绪了，禁食易敏食物如海鲜、芒果、酒类等。过敏会让你的气管、支气管、肺部更加不适。一般表现为肺火蕴热、肺气不宣等的"肺火型"痘痘多在秋天出现，而且多会伴有咳嗽、咽痒、咽痛、有痰等症状。肺处于五脏最高的位置，被称为"华盖"，主司呼吸运动，从自然界吸入清气，又把体内的浊气排出体外，是心脏的辅臣，帮助新陈代谢顺利进行。这类情况的降火不妨以滋补润肺为主。上午7～9点是肺经最强的时间，有什么运动最好放在这会儿做。在肺最有力的时候做些有氧运动，比如慢跑，能强健肺功能。肺最脆弱的时间是晚上9～11点，所以我们经常会发现晚上咳嗽得更厉害些。建议晚饭后口中含一片梨，到睡前刷牙时吐掉。润肺最适合吃百合，百合性甘微苦，擅长润肺止咳、清心安神，对肺病治疗有很好的帮助，对保养皮肤也是很好的食品。

2. 酒渣鼻——肺胃的煎熬

酒渣鼻俗称红鼻子。主要特征是鼻部发生暗红色斑片，其上有毛细血管扩张和丘疹脓疱，以中年女性多见。其发病的罪魁祸首是寄生螨虫。螨虫主要寄生于人的面部，尤其是鼻部的毛囊和皮脂腺中。通常表现为外鼻皮肤

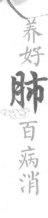

发红，但以鼻尖最为显著。这是血管明显扩张的结果，有时透过皮肤可看到扩张的小血管呈树枝状，由于局部皮脂腺分泌旺盛，鼻子显得又红又亮；病情进一步发展，皮肤可增厚，甚至长出皮疹或小脓疮，外观粗糙不平，很像酒糟，故名酒糟鼻。有的人，鼻尖皮肤增厚特别显著，粗糙的鼻尖明显增大犹如长了肿瘤。

过去许多人认为，酒渣鼻与长期饮酒、消化不良、情绪激动、进食辛辣刺激性食物、内分泌功能失调等因素有关。现代研究发现，本病主要由螨虫寄生感染所致。螨虫感染主要是由于平时不注意面部皮肤清洁卫生，接触感染所致。饮酒虽然不是引起酒渣鼻的直接原因，但会促进病情发展。

◉ 酒渣鼻的食疗方

中医认为酒渣鼻多因饮食不节，肺胃积热上蒸，复感风邪，邪热瘀结于鼻所致。《诸病源候论·酒渣候》中记载："此由饮酒，热势冲面，而遇风冷之气相搏所生，故令鼻面生渣赤疱，帀帀然也。"患者应及时治疗胃肠疾病，妥善处理局部和身体其他部位病灶。饮食上应避免进食能使面部皮肤发红的食物，如辣椒、芥末、生葱、生蒜、酒、咖啡等刺激性食物；少吃油腻性食物，如动物油、肥肉、油炸食品、糕点等，以减少皮脂的分泌；多吃些富含维生素 B_6、维生素 B_2 及维生素 A 的食物和新鲜水果、蔬菜。酒渣鼻患者还可借助以下食疗方来调理。

① 山楂粥

材料：干山楂 30 克，粳米 60 克。

做法：上两种材料洗净，加水煮成粥。每日 1 次，连吃 7 日。

② 马齿苋薏仁银花粥

材料：马齿苋、薏苡仁各 30 克，金银花 15 克。

做法：用 3 碗水煎金银花至 2 碗后去渣，与马齿苋、薏苡仁混合煮粥。每日 1 次，连续食用有良好疗效。

③ 腌三皮

材料：西瓜皮 200 克，冬瓜皮 300 克，黄瓜 400 克，盐、味精适量。

做法：将西瓜皮刮去蜡质外皮，洗净；冬瓜皮刮去绒毛外皮，洗净；黄瓜去瓤，洗净。将以上 3 皮混合煮熟，待冷却后，切成条块，放置于容器中，加入盐、味精，腌渍 12 小时后即可食用。连续食用有较好疗效。此食疗法具有清热利肺的作用，适用于酒渣鼻患者食用。

◉ 酒渣鼻的预防与护理

① 忌食辛辣、酒类等辛热刺激食物。

② 保持大便通畅。肺与大肠相为表里，大便不通，肺火更旺。

③ 不宜在夏季、高温、湿热的环境中长期生活或工作。

④ 平时经常用温水肥皂洗涤。

⑤ 禁止在鼻部病变区抓、搔、剥或挤压。

⑥ 禁用有刺激性的化妆品。

⑦ 每次敷药前，先用温水洗脸，洗后用干毛巾吸干水迹。

3. 吃吃喝喝，排毒养颜

当今社会随着人们对美和健康的追求，中医养生的理念逐渐受到重视，"排毒"也成了如今比较流行的概念。内在毒素是影响健康和肌肤美丽的重要方面。毒的范围涉及生活的方方面面，而中医里"毒"的概念更加广泛，代谢产物在体内的异常堆积物叫毒，还包括源于机体外的"风、寒、暑、湿、燥、火"六大"病邪"。另外，宿便是万恶之源，只有排出机体有害的毒素和过剩营养，才能保持健康和肌肤的美丽。

人体正常的排毒器官有肺、皮肤、肠道、肾脏和膀胱等。我们要保证这些器官相互协调地排毒。肺和大肠相表里，肠道的传导正常则气机升降有序，有助于肺的宣发肃降，从而保证人体自身的排毒系统发挥正常的作用。

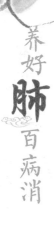

由于人体细胞 65% 是水分，要维持皮肤具有弹性和光泽就要补充足够的水分。代谢废物的排除主要依靠水稀释毒素，并通过体液循环把毒素带到体外。肺调节水液代谢的基础是机体有充足的水分，所以我们平时要注意及时补充水分，加快血液循环，促进排毒。

除了喝水能够帮助排毒外，日常生活中哪些食物对排毒养颜最有效呢？

黄瓜：味甘，性平，又称青瓜、胡瓜、刺瓜等，具有明显的清热解毒、生津止渴功效。现代医学认为，黄瓜富含蛋白质、糖类（碳水化合物）、维生素 B_2、维生素 C、维生素 E、胡萝卜素、尼克酸（烟酸）、钙、磷、铁等营养成分，同时黄瓜还含有丙醇二酸、葫芦素等成分，是难得的排毒养颜食品。

荔枝：味甘、酸，性温，有补脾益肝、生津止渴、解毒止泻等功效。李时珍在《本草纲目》中说："常食荔枝，补脑健身。"《随息居饮食谱》记载："荔枝甘温而香，通神益智，填精充液，辟臭止痛，滋心营，养肝血，果中美品，鲜者尤佳。"现代医学认为，荔枝含维生素 A、维生素 B_1、维生素 C，还含有果胶、游离氨基酸、蛋白质以及铁、磷、钙等多种元素。现代医学研究证明，荔枝有补肾、改善肝功能、加速毒素排除、促进细胞生成、使皮肤细嫩等作用，是排毒养颜的理想水果。

木耳：味甘，性平，有排毒解毒、清胃涤肠、和血止血等功效。古书记载，木耳"益气不饥，轻身强志"。木耳富含碳水化合物、胶质、脑磷脂、纤维素、葡萄糖、木糖、卵磷脂、胡萝卜素、维生素 B_1、维生素 B_2、维生素 C、蛋白质、铁、钙、磷等多种营养成分，被誉为"素中之荤"。木耳中所含的一种植物胶质，有较强的吸附力，可将残留在人体消化系统的灰尘杂质集中吸附，再排出体外，从而起到排毒清胃的作用。

蜂蜜：味甘，性平，自古就是滋补强身、排毒养颜的佳品。《神农本草经》记载："久服强志轻身，不老延年。"蜂蜜富含维生素 B_2、维生素 C，以及果糖、葡萄糖、麦芽糖、蔗糖、优质蛋白质、钾、钠、铁、天然香料、乳酸、苹果酸、淀粉酶、氧化酶等多种成分，对润肺止咳、润肠通便、排毒养颜有显著功效。近代医学研究证明，蜂蜜中的主要成分葡萄糖和果糖，很容易被人体吸收利用，常吃能达到排出毒素、美容养颜的效果。

苦瓜：味甘，性平。中医认为，苦瓜有解毒排毒、养颜美容的功效。《本草纲目》中说苦瓜"除邪热，解劳乏，清心明目"。苦瓜富含蛋白质、糖类、粗纤维、维生素C、维生素 B_1、维生素 B_2、尼克酸（烟酸）、胡萝卜素、钙、铁等成分。

海带：味咸，性寒，具有消痰平喘、排毒通便的功效。海带富含藻胶酸、甘露醇、蛋白质、脂肪、糖类、粗纤维、胡萝卜素、维生素 B_1、维生素 B_2、维生素C、尼克酸（烟酸）、碘、钙、磷、铁等多种成分。尤其是含有丰富的碘，对人体十分有益。它所含的蛋白质中，含有8种氨基酸。海带的碘化物被人体吸收后，能加速病变和炎症渗出物的排除，有降血压、防止动脉硬化、促进有害物质排泄的作用，是理想的排毒养颜食物。

茶叶：性凉，味甘、苦，有清热除烦、消食化积、清利减肥、通利小便的作用。中国是茶的故乡，对茶非常重视。古书记载："神农尝百草，一日遇七十二毒，得茶而解之。"说明茶叶有很好的解毒作用。茶叶富含铁、钙、磷、维生素A、维生素 B_1、尼克酸（烟酸）、氨基酸以及多种酶，其醒脑提神、清利头目、消暑解渴的功效尤为显著。

绿豆：味甘，性凉，有清热、解毒、祛火之功效，是中医常用来解多种食物或药物中毒的一味中药。绿豆富含B族维生素、葡萄糖、蛋白质、淀粉酶、氧化酶、铁、钙、磷等多种成分。常饮绿豆汤能帮助排泄体内毒素，促进机体的正常代谢。许多人在进食油腻、煎炸、热性的食物后，很容易出现皮肤痒、暗疮、痱子等症状。夏秋季节，绿豆汤是排毒养颜的佳品。

胡萝卜：味甘，性凉，有养血排毒、健脾和胃的功效，素有"小人参"之称。胡萝卜富含糖类、脂肪、挥发油、维生素A、维生素 B_1、维生素 B_2、

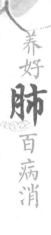

花青素、胡萝卜素、钙、铁等营养成分。现代医学研究已经证明，胡萝卜是有效的解毒食物，不仅含有丰富的胡萝卜素，而且含有大量的维生素 A 和果胶，与体内的汞离子结合后能有效降低血液中汞离子的浓度，加速体内汞离子的排出。

4. 敲敲打打，排毒养颜

早晨 5 ~ 7 点气血流注大肠经，一般就是在我们起床的时间。所以，起床后可以喝一杯淡盐水或者蜂蜜水，如果没有时间准备，清水也一样，微温，喝完水后，敲打大肠经。我们讲肺经与大肠经是一个小的圆，所以最好两条经络一起敲打，既通便，又排毒。

先敲打肺经，左手自然下垂，手心向前，用右手握空拳，自左肩窝的位置稍用力敲打，沿着手臂偏外侧一直敲打到拇指指端，在肩窝、肘部、掌跟三个位置重点敲打。然后右手攥空拳敲打左臂大肠经，左手自然下垂，自食指外侧沿着手臂偏内的路线一直向上敲打到三角肌的位置，要点和肺经一样。最后换过来，左手攥空拳再敲打右臂肺经、大肠经，每边各敲打 1 分钟，从上手臂到手腕，整条经都要敲。敲打完以后，再去厕所排便。

敲打这两条经络还可以治疗感冒。鼻塞、打喷嚏、流鼻涕、头痛这些感冒症状一般都是因为呼吸系统出了问题，有空就敲敲打打，手臂会有明显的酸痛感，然后再按摩酸痛点，不知不觉感冒就会好。

预防面部松弛、美容排毒的敲打法：用十根手指肚敲击整个面部，额头、眉骨、鼻子、颧骨、下巴要重点敲击。再用手掌拍打颈部左前方，手法一定要轻。同时配合敲打大肠经，这是因为这条经络直通面部两颊和鼻翼，可以有效防止这些部位长斑、长痘。

5. 皮肤干燥，谨防伤津

水，是肌肤健康的原动力，是美丽容颜的保证。但我们的皮肤时常处于干燥的状态，嘴唇干、头发干、身体干，就算沐浴过后，腿上、胳膊上、脸上依旧簌簌地掉落雪一样白的小干皮，不禁让人濒临抓狂的边缘，直想疾呼"皮肤干燥起皮怎么办？"中医认为"肺主皮毛"，人皮肤的好坏与肺脏的状况息息相关。肺功能正常时，可使皮肤滋润；肺燥时，皮肤则干燥，容易脱皮。

要解决皮肤干燥起皮的办法很简单，当然就是喂肌肤喝饱水。但"喝水"也是有讲究的，让我们一起来看看怎样给你的肌肤喝饱水吧！

◉ 滋阴润肺的食补菜单

白木耳：有润肺、滋阴、养胃、益气的作用，无论肺气虚或肺阴虚者皆宜。

花生：补肺气，又能润肺，适宜肺虚久咳之人。肺虚的人，适宜吃煮花生。

白果（银杏）：能温肺益气，是一种止咳平喘的食品，有滋养、固肾、补肺之功。由于白果有小毒，要炒熟或煮熟后吃。

山药：既能补肺虚，又能健脾益肾。

胡桃仁：既能补肾，又能补肺，对肺肾两虚、久咳痰喘之人最适宜。

百合：有润肺止咳、清心安神、补中益气的功能。

另外，防止皮肤干燥还要多吃水果。许多新鲜水果富含人体所需的多种营养物质，具有滋阴养肺、润燥生津之功效。如梨就有清热解毒、润肺生津、止咳化痰等功效，可以生吃、榨汁、炖煮或熬膏。

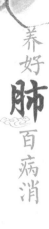

● 皮肤干燥，按补水穴

秋冬季节气候干燥，皮肤也变得很干燥，没有光泽。皮肤干燥怎么办呢？我们一般会想到食疗和涂抹护肤品。其实，还可通过穴位按摩来解决皮肤干燥的问题。人身上有 3 个"补水穴"，常按摩这 3 个补水穴可有效缓解皮肤干燥症状。通过对这 3 个补水穴的按摩，相信您不会再问"皮肤干燥怎么办"等问题了。

所谓"补水穴"，其实是中医经络里具有补阴作用的一些穴位，其中有 3 个补水穴位最常用，即太溪、三阴交和照海（参见第五章穴位图）。

①太溪

太溪位于足内侧，内踝后方与足跟骨筋腱之间的凹陷处。可每天按摩 2 次，每次 10 分钟。天气干燥时，按揉的时间应该长一些。因为燥易伤阴，多揉一些时间，可补阴，又可防燥。按摩此补水穴有滋补肾阴的作用，适用于阴虚体质偏于肾阴虚的人。

②三阴交

三阴交穴是肝、脾、肾三经交会穴，按摩可补肝经、脾经及肾经三经之阴。三阴交位于小腿内侧，内踝尖直上 3 寸，胫骨内侧缘后方凹陷处，正坐屈膝成直角取穴。每天按摩 2 次，每次 5～6 分钟。孕妇忌按。按摩此补水穴主要适用于阴虚体质偏于肺阴虚和肾阴虚的人。

③照海

按摩照海穴可补一身之阴。照海位于足内侧，内踝尖下方凹陷处。孙思邈《千金要方》载照海穴"漏阴"，就是说如果这个穴位出现问题，人的肾水减少，会造成肾阴亏虚，引起虚火上升。所以，每天 2 次，每次 10 分钟，按摩此补水穴，有滋补肾阴的作用。

九、 肺的情志

—— "肺的想法" 你了解吗

情绪与人的健康有密切的关系。平和的心态能让人气血通畅、百病皆消；而恶劣的情绪则会引发各种疾病，损害人的健康。伤心、生气呼吸加速，哭泣者泣不成声，伤心了，肺受累。那么，直接对肺有损害的情绪都有哪些呢？

一是忧。中医认为，忧为肺之志。忧，即忧愁，也就是忧思不尽、沉闷不乐，一副杞人忧天的表现。忧愁不解引起情志郁闷、精神不振，必然导致肺气不利而发生病变。故《素问·阴阳应象大论》说："在志为忧，忧伤肺。"忧能导致肺气闭塞，故常有胸膈满闷、长吁短叹，乃至咳咯脓血、音低气微等症。正如《灵枢·本神》所说"愁忧者，气闭塞而不行"，又说"肺气虚则鼻塞不利，少气；实则喘喝，胸盈抑息"。这都说明忧愁太过会影响气机，亦即忧则气郁的一种病理表现。

二是悲。《素问·阴阳应象大论》说："悲伤肺。"悲，是伤感而哀痛的一种情志表现，当人有隐忧或痛苦非常之悲时，往往通过暗耗肺气而涉及心、肝以及心包络等多脏器的病变。如悲哀太甚，肺气耗损，可见吁叹饮泣、意志消沉、萎靡不振等症状。因为悲则气滞，故宜以喜来缓和。

三是生气。忧、悲可以伤肺，生气亦可以伤肺。最新研究成果显示，随着人年龄增长，肺功能会出现正常衰退现象，但生气和敌对情绪会加速肺功能衰退。这项研究历时 8 年，共对 670 名男性展开追踪调查，受调查者年龄从 45 ~ 86 岁不等。研究人员引入一套计分体系来衡量每位受调查者的生气等级，在调查期间总共对他们进行 3 次肺功能测量。结果发现，如果受调查者研究开始时生气等级较高的话，研究结束时其肺功能会较弱。

有研究发现，消极情绪与肺功能衰退有关并会加速老人肺功能衰退。此外，生气、敌对情绪和压抑还会引起心脏病、哮喘等疾病。所以，经常保

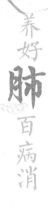

持平和的心态，心胸宽阔，豁达大度，对肺的健康意义很大。

1. 忧愁伤肺——"伤不起"的肺

中医认为"思伤脾，愤怒伤肝，悲痛伤肺，劳虑伤心，惊恐伤肾"。

"肺在志为忧"，"忧思伤肺"，过于忧愁的人往往容易患肺部疾病。大家都知道《红楼梦》里的林黛玉，出了名的多愁善感、体弱多病。她的肺病与她多愁善感的性格真有关系。看看汉字中的这个"愁"字，就是一个秋天的"秋"加一个"心"字，也就是说，忧愁，是秋天的心。在中医学中，五脏和季节相对应，肺对应的是秋天，人们常说"悲秋"，是有一定道理的。因此，忧愁这种情绪，也是和肺联系在一起的。

2. 放宽胸怀，令肺无忧

悲伤或忧虑过度会使肺气受损，肺脏虚弱，而出现咳嗽、气喘等症。反过来，肺气虚弱时，人对外界刺激的耐受度会降低，容易产生悲观、自卑、心理负担过重等不良情绪。

长期肺气虚弱的人，因血液循环不足，使皮肤黯黑无光泽。而肺气过盛时，皮肤容易发红、怕热、容易过敏，人又容易走向另一极端——自负。

肺部是最容易积存毒素的器官之一，每天的呼吸将约8000升的空气送入肺中，空气中飘浮的细菌、病毒、粉尘等有害物质也随之进入肺脏。所以，要经常在空气清新的地方或雨后练习深呼吸，然后主动咳嗽几声，帮助肺脏排毒。不妨多吃些黑木耳，黑木耳含有具较强吸附力的植物胶质，可以清肺、清洁血液，有效地清除体内污染物。大米兼得先天坎水之气与后天坤土之气，把它熬成米粥，上层的米汤，最具有兑泽之性，最补属于兑卦的肺。肺气虚者，常喝此，能快速补充肺气。古代医家常说："浓米汤可代替参汤。"

每天高兴欢笑，放宽心态，肺自然就高兴了。

十、欢歌笑语，可宣肺气

笑口常开不仅是治疗百病的"良药"，也是促进体内器官年轻的"灵丹"，对肺尤其有益。笑或唱歌时，胸肌伸展，胸廓扩张，肺活量增加，可促进肺内气体的交换，从而消除疲劳、解除抑郁烦恼，有助于恢复体力与精力。

1. 经常唱歌好处多

唱歌时，基本的呼吸方法便是腹式呼吸法，腹部的肌肉得到充分利用，促进新陈代谢，同时也可锻炼腹部的肌肉。另外，使用腹式呼吸法时，横膈膜的活动可以调节空气的吸入和呼出量，肺容量增加，脂肪分解时所需的氧气便能充分被吸收，有助于脂肪的燃烧。此外，如果你有慢性便秘的烦恼，不如多唱歌，据说可以舒缓导致便秘的压力，使支配大肠蠕动的自律神经活跃。另外，唱歌时利用腹式呼吸法锻炼腹肌，亦可以刺激大肠蠕动。同时，还有一个重要的道理，就是我们在唱歌的时候，会呼吸加快，有节奏地呼吸，这是由歌曲的节拍决定的。中医认为"肺朝百脉"，就是说经脉的运行，最终都要到肺里来。这就是为什么我们诊脉，会诊在手腕部的肺经位置，因为在这里可以了解全身气血的情况。

《难经》说："人一呼，脉行三寸，一吸，脉行三寸；呼吸定息，脉行六寸。"我们的老祖宗早就用肺的呼吸来判定经络之气的运行，而不是用心跳。经络就是组织液流动的一种通道，肺的呼吸，是推动组织液流动的动力，也就是说，如果想要加速经络之气的运行，需要从肺这方面多考虑一下。其实，这都是人的本能反应，通过肺的呼吸加速，增加气血运行，多吸入清阳之气，增加正气恢复的机会。这就是唱歌养肺的道理。

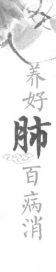

2. 以笑养肺

俗话说："笑一笑，十年少；愁一愁，白了头。"其实，笑使人健康长寿的益处是从健肺开始的。

养肺的方法有很多，"笑"可能是最"便宜"且有效的一种。尤其对呼吸系统来说，大笑能使胸部扩张，还会使人不自觉地进行深呼吸，调节人体气机升降，清理呼吸道，使呼吸通畅，扩大肺活量，改善肺部功能。

中医更有"长笑宣肺"一说。笑不仅使人心情舒畅，还能保持心火不旺，让人心平气和，对肺好处多多。因为心属火，肺属金，火克金，所以火旺对肺脏不利，心脏不好自然会影响到肺的功能。笑则气缓，紧张的气氛消失了，悲哀的情绪自然也被抑制住了。另外，金克木，肺气的下布还可使肝气平和，从而稳定情志。

笑还可以消除疲劳，祛除抑郁，解除胸闷，恢复体力。发自肺腑的微笑，可使肺气布散全身，使面部、胸部及四肢肌群得到充分放松。特别是清晨锻炼时，若能开怀大笑，可使肺吸入足量的清气，呼出浊气，加快血液循环，从而达到调和心肺气血、稳定情绪的作用。

生活中每个人都要学会"笑"对人生，多看喜剧片，收听相声、小品，多读笑话，多欣赏漫画，使自己笑口常开、青春常在。尤其是操劳了大半辈子的老年人，更应该为自己的身体着想。要知道，自己的健康也是儿女们的福气，是对儿女们的一种支持。

十一、 正确排痰

——记得定时倒垃圾

中医认为，痰是一种黏稠的病理产物，一旦形成，又是一种致病的邪气，也是一种"痰毒"，因产于体内，故也可称为内邪。痰的生成都是由于气机阻滞或阳气不足，不能正常地运化津液，使津液聚积所致。众所周知，痰分为两类：一类是经咳嗽，由口中吐出的黏液，易为人们所察觉的称为有形之痰，或称外痰；另一种是滞于脏腑经络，或随气而行，循经络滞于四肢、百骸、五官九窍、皮、肉、脉、筋、骨，这种痰不易被人们所察觉，故称为无形之痰，或称内痰。

这里我们主要说的是外痰。外痰多生于肺脾，贮于肺，所谓"肺为贮痰之器"即指此而言，是导致肺系疾病（即呼吸病）的重要因素，亦是肺系病日久不愈，逐渐加重的根源。肺系重症、顽症多是由气虚或肾不纳气与痰阻气道相互作用的结果，要及时排出痰毒。

1. 肺部疾患排痰很重要

咳痰是呼吸系统疾病的标识性症状。痰的主要来源是气管、支气管腺体和杯状细胞的分泌物。在正常情况下，呼吸道的腺体不断有少量分泌物排出，形成一层薄的黏液层，保持呼吸道的湿润，并能吸附吸入的尘埃、细菌等微生物，借助于柱状上皮纤毛的摆动，将其排向喉头，随咳嗽咳出，或被咽下，所以一般不感觉有痰。在反复呼吸道感染或异物、过热过冷的空气、刺激性气体、香烟或过敏因素的刺激下，支气管会分泌大量痰液。

痰液中包裹着尘埃、细菌等物质存在于气道、肺叶中会影响肺脏的气体交换效率。就好比家里的吸油烟机，长时间不清理，内部沾满的油渍会影响到它的工作效率。肺作为人体的一个重要器官比吸油烟机要智能得多，有自己的清洁系统，而咳痰就是这个系统中的最后一个环节。已经形成的痰液如果没有及时排出，一是会阻塞气道影响呼吸，二是痰液中包裹的脓液、细菌等微生物会引起周围组织的继发感染。所以有痰一定要及时排出。

有些情况下肺部的痰液不能自动排出，如小儿不会咳痰，久病体虚的老年人无力咳痰，再有就是痰黏难咳，在这种状况下就需要他人或是外界刺

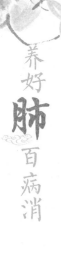

激来辅助促进排痰。下面给大家介绍几个可以帮助排痰的方法。

◉ 湿润排痰

保持居室空气清新，定时开窗通风换气，房间相对湿度要保持在60%~65%，有利于保持患者呼吸道黏膜的湿润状态和黏膜表面纤毛的摆动，帮助痰液排出。冬季使用暖气往往会造成室内空气干燥，家里可以应用空气加湿器，每天更换，定期清洁加湿器，防止加湿器内细菌滋生，造成空气污染。

◉ 饮水法

咳嗽的患者常有不同程度的脱水，这会加重呼吸道炎症和分泌物黏稠度，使痰不易咳出。多喝水能使气道湿化，黏稠的分泌物得以稀释，容易被咳出；同时还能改善血液循环，使机体代谢所产生的废物或毒素迅速从尿中排出，减轻其对呼吸道的刺激。

◉ 拍背法

拍背可促使痰液松动。将手掌微曲成弓形，五指并拢，形成空心状，以手腕为支点，借助上臂力量有节奏地叩拍患者胸背部。注意力量不宜过大，以免造成患者疼痛，应以患者皮肤稍微发红为宜，每个部位最好固定叩拍30秒左右，再叩拍下一个部位，移动顺序为由外向内，由下向上，每侧肺至少拍3~5分钟，每日拍2~3次。应注意勿在饭后1小时内拍背，以免引起食物反流，造成误吸。

◉ 走动转体法

较长时间卧床的患者，咳喘症状都较为严重，行动也感吃力。因此，在气候较为温和的中午，应设法让稍能走动的患者在室外散步；畏寒者也应在室内活动。卧床患者应由家属经常为其翻身、拍背，因为这些活动可促进患者深吸气，增大肺活量，促进痰液排出。

对婴幼儿，以前两种方法为宜，拍背时手法宜轻；活动能力尚可的老人应鼓励其多活动；卧床患者则以经常协助患者翻身、活动和拍背为主。此外，卧床患者体质差，无力排痰，容易形成痰痂阻塞气道，因此家属除了需随时注意观察外，还需掌握急救方法：如出现痰阻，可用餐匙柄压舌，将裹有纱布的手指伸进其喉咙，将阻塞的痰块抠出，以缓解患者呼吸困难。

2. 痰咽进肚子有什么危害

一些人嗓子里有痰又没有带手帕或吐痰纸，痰就咽进肚子里了。这种现象应该引起注意，有痰绝对不能咽进消化道内。混有细菌的痰液经过胃时，有一部分细菌可被胃酸杀死，而相当一部分细菌仍然存活下来进入肠道，以致引起疾病。如果痰液中含有结核杆菌，就会患肠结核，甚至会危及生命。

十二、家庭氧疗
——慢性肺病患者的定心丸

1. 家庭氧疗适合人群

缺氧是指组织供氧不足或利用障碍，引起机体功能代谢甚至形态结构发生改变的一系列病理变化过程。除了消除引起缺氧的原因外，还可给予吸氧治疗。吸入高浓度氧可使血浆中溶解氧量增加，从而改善组织的供氧。

脑是人体各器官中对氧需求最大的器官。脑的耗氧量占人体总耗氧量的 20%～30%。心脏输出血量的 15% 都供给了脑。但是，脑组织本身几乎没有一点供能物质储备，全部依脑循环带来新鲜血液里面的氧气来维持生存和执行正常的生理功能。所以，脑组织对缺氧（缺血）的耐受能力最低。脑的慢性轻度缺氧即可引发困倦、注意力分散、记忆力降低等症状，随之出现意识障碍、惊厥、昏睡或昏迷，甚至死亡。如果脑的供血、供氧完全中断，人在8～15秒就会丧失知觉，6～10分钟就会造成不可逆转的损伤。心脏也是耗氧量大、代谢率高但氧储备少的器官，所以对于缺氧也很敏感，最容易受到损伤。严重缺氧或持续缺氧，可使心肌收缩力降低、心率减慢、心脏的血液输出量减少，加重缺氧症状，形成恶性循环，可致心肌细胞变性、坏死。持续的慢性缺氧容易发生心力衰竭；严重缺氧可直接抑制呼吸中枢，使呼吸减弱，或出现潮式呼吸，甚至呼吸停止。

适合应用氧疗的患者主要有呼吸系统功能障碍与循环系统功能障碍两大类。呼吸系统功能障碍，如各种病理因素导致的呼吸中枢受到抑制，上呼吸道梗阻、慢性阻塞性肺气肿、肺心病、通气与血流灌注比例失调、药物中毒引起的肺泡通气不足等。循环系统的功能障碍，如先天性心脏病及由于贫血、瘀血而致的缺氧等；还有生理因素，如剧烈运动和超强度脑力劳动，可使机体耗氧量激增，当然还有高山或通气不良、空气浑浊的场所可导致大气含氧量降低等环境因素。氧疗不仅是紧急情况下救心救脑的必要措施，日常生活中患有心、肺慢性疾病的患者也可以低流量的吸氧，以缓解症状、控制病情进展，进而改善预后。

长期家庭氧疗可提高慢阻肺疾病合并低氧血症患者的动脉血氧分压和血氧饱和度，以改善缺氧组织器官的功能，缓解呼吸困难症状，防止肺心病的恶化，增加运动能力，延长生存时间，改善生活质量，因而被认为是最能影响慢阻肺预后的重要措施。家庭氧疗非常重要，在慢性阻塞性肺疾病急性发作时所起的作用如同救心丸，可能因此就挽救了患者的生命。

2. 吸氧不是越多越好，小心"氧中毒"

这是一个常见的误区，高浓度"氧疗"可导致"氧中毒"反而抑制呼吸，出现胸骨后不适及疼痛，吸气时加重，咳嗽、呼吸困难等。健康人在正常情况下一般不会缺氧，因输送到人体组织的氧总是超过组织的耗氧量。吸氧应遵循医嘱，不可盲从。大气中含有约 20% 的氧气，这个数值是相对恒定的，空气污染只是增加一些杂质颗粒而已，并不会影响空气中氧气的浓度，即使在人群密集的地区也足够供应人们的需要。

家庭吸氧在操作时应注意以下五点：①密切观察氧疗效果，如呼吸困难等症状减轻或缓解、心跳正常或接近正常，则表明氧疗有效。否则应寻找原因，及时进行处理。②高浓度供氧不宜时间过长，一般认为吸氧浓度 >60%，持续 24 小时以上，则可能发生氧中毒。③对慢性阻塞性肺疾病急性加重患者给予高浓度吸氧可能导致呼吸抑制使病情恶化，一般应给予控制性（即低浓度持续）吸氧为妥。④氧疗注意加温和湿化，呼吸道内保持 37℃温度和 95%～100% 湿度是黏液纤毛系统正常清除功能的必要条件，故吸氧应通过湿化瓶和必要的加温装置，以防止吸入干冷的氧气刺激、损伤气道黏膜，致痰干结或影响纤毛的"清道夫"功能。⑤防止污染和导管堵塞，对鼻塞、输氧导管、湿化加温装置、呼吸机管道系统等应定时更换并清洗消毒，以防止交叉感染。吸氧导管、鼻塞应随时注意检查有无分泌物堵塞，并及时更换，以保证有效和安全的氧疗。

十三、定期体检

——早发现，早治疗

一般来说，30 岁以下的人应该每 2 年体检 1 次；30 岁以上的人，建议每年体检 1 次，而且要根据个人的情况，进行项目检查；特别是 40 岁以上的人群，工作及生活压力比较大，做到有针对性的检查，方能达到体检的目的。定期体检可以早期发现身体的异常，及早治疗，一方面在疾病的早期更容易治疗，另一方面是预后较好。

大家对于早发现早治疗的印象一般都源于恶性肿瘤，但是任何疾病都不能小觑，因为它们都是生命健康的小偷。肺脏疾病的初期一般都从咳嗽、咳痰开始，但这些症状太常见了，我们常常将其自诊断为简单的上呼吸道感染，并没有给予足够的重视。比如说冬天，体质较弱的中年人一吹风就会出现咳嗽、咳痰的症状，咳嗽不是很严重，咳痰也不是很多，时好时坏，不知道是上一次感冒未痊愈还是昨日出去又感冒了，就这样反反复复，症状持续两三个月，一个冬天过去了。又是一年寒冬，又是同样的症状，又是同样挺过了一个冬天。就这样年复一年，十几年后的又一个冬天，同样被寒风吹了，开始咳嗽、咳痰，老人自认为冬天就是这样，没有什么需要注意的，但是这一次却有点不同，比前两年更加严重，咳嗽不止、咳痰甚多、呼吸困难，严重影响了正常的生活。这个人心中会慨叹是年纪大了，身体不中用了。到了医院，一系列检查之后，医生下了个慢性支气管肺炎的诊断。老人真正的问题不是年纪大了，而是肺病失治。如果在第一个冬天他就及时就医的话可能不会有第二个不适的冬天，如果在几个同样糟糕的冬天过去之后，他去医院检查的话，就不会如十几年后今天这样"孤木难支"的状态。生命健康没有如果，蝼蚁溃堤，咳嗽，咳痰这样的小毛病也不能小视，它们很可能成为偷走生命健康的通天大盗。

再来说恶性肿瘤。癌症的产生源于多种因素，没有一个致病因素能单独引发癌症，而精神作用对于癌症的危害，不能忽视。比如抑郁生闷气，并常常带气吃饭，就容易患胃癌；长期处于失望自卑中的女性，则有可能会患宫颈癌；常常强忍怒火，则容易患乳腺癌。而在各种不良性格反应导致癌症的统计中，情绪压抑不得释放的人，则容易患肺癌。也就是说，肺癌患者病前情感释放能力明显要低于正常人。不良性格可以影响免疫功能，改变机体的免疫状态，降低人体对癌细胞的免疫监视和免疫杀伤功能。性格压抑或相对长时间处于情绪不良的人，与接近烟草和污染环境的人一样，最好半年或一年做一次胸部的检查，以尽早地排查肺癌。

所以，早发现，早治疗，亡羊补牢，无论是大患还是小恙都不可以放过。

十四、养肺四季歌

中医讲，肺为娇脏，正是因为娇嫩也最容易发病。感冒是最常见的疾病，咳嗽也是最常见的症状，都在证明肺脏是多事之脏。再有，很多老人正是因为感冒引发其他疾病而离开人世，因此防治肺脏疾病是养生的重点。一年之中各个季节都要细心呵护我们的肺脏，那我们应该怎么做呢？那就请您跟我来。

1. 春季养肺，在于深呼吸

◉ 腹式深呼吸可养肺

一年之计在于春，春季是一年的开始，从太阳与地球的运转关系来说，从冬到立春，气温开始慢慢回升。从中医学的角度，这是人体阳气复苏的开始。阳气，在中医的术语中含义确切，但用解剖医学的语言来解释，还是相当复杂的一件事。总的来说，阳气是人体运行的积极力量，代表着运动、代谢的功能。经过冬季的低谷，人体的代谢在春天开始积极，所以，氧气的消耗量随之增加。开胸宣肺，提高每一次呼吸的通气量，这是生命循环的需要。在这个阶段，像川贝、桔梗、杏仁等具有开胸宣肺功能的药物，对我们的身体健康大有裨益。

春天是阳气生发的季节，人体气机运行开始进入积极状态，因而一些呼吸道的慢性疾病，如鼻炎、气管炎、肺炎、哮喘等也开始高发。就像《红楼梦》中，黛玉每到春天必犯嗽疾。那么，春季缘何多病？

冬天里身体渐渐对寒冷习惯了，而到了春天，天气转暖，人体内系统

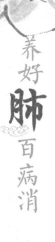

却还来不及调整适应。这也叫接口效应，容易出现问题的地方总是在接口处，因为接口处不够结实。掰竹子的时候，总是容易在节段处断开，也是这个道理。而且这个时候，万物皆蠢蠢欲动，细菌、病毒等亦随之活跃，而天气却总是不按常理出牌，忽冷忽热。人作为恒温动物，特别是老人和儿童以及体质不佳的人无法快速适应气温变化，再加上没有适当加减衣物，疾病乘虚而入，所以病原很容易相互传播。治疗这些慢性疾病，初春是很好的时机。此时阳气初生，痼疾虽犯未深，是最佳的施治阶段。

春季养肺最重要的是多做深呼吸，可以站着做，也可以在慢跑、行走或做操时做，以改善肺部的气血循环，增加血中的氧含量，加快肺部细胞的修复，从而达到润肺的目的。

我们周围大多数人进行的都是由胸部肌肉活动产生的短浅呼吸，也就是胸式呼吸。其实，人们进行胸式呼吸时，肺部正在偷懒，工作的只有上半部的肺泡，而占全肺4/5的中下肺叶的肺泡都在"消极怠工"，长此以往，肺部的实际能力便会慢慢下降。如何把肺的积极性调动起来呢？腹式深呼吸是中医所提倡的，具体方法如下：叩齿，气沉丹田，用鼻子深吸气，用力让腹部、胸部充满气，不要停，继续尽力吸气，吸到不能再吸时屏息4秒左右，再将气慢慢用口呼出，呼出一条线，而且呼气过程中至少要8秒，不能中断。坚持下去，慢慢地我们的肺部就会自动形成腹式呼吸的状态，从而锻炼出一套强健的呼吸系统。

深呼吸功能锻炼应尽可能在户外、空气清新的地方进行，要持之以恒，有规律，这样才能增进肺功能。一天中养肺的最佳时间是早7~9点，这时肺脏功能最强，因此在这个时段进行"深呼吸"会增加养肺的效果。

◉ 春季养阳应"春捂"

俗话说"春捂秋冻"。这句话说的是个老理，但是非常实用。现在一些年轻的女孩子都有个共同点：特别"抗冻"！仔细观察就会发现在车站等车的许多女孩宁可在风中瑟瑟发抖，也要讲究风度，很早就穿上了单薄的丝袜和短裙。很替她们担心，该保养的时候没有保养，恐怕老了要遭些罪了！就像我们常说朝鲜族姑娘老了腿都不直，就是因为冬春季节衣服穿得太少了，老了"老寒腿"自然找上来。有时候老天是公平的，过度"美丽"与过度病痛是呈正比的。那些在某些特殊场所混的人与有些疾病总是近距离接触，常在河边走哪有不湿鞋的。

强调一下春捂的重要性。特别是北方的气候特点，立春后大概还有一个多月的余寒。整个冬天消耗人体阳气，春天伊始，阳气始生，犹如襁褓中的婴儿，逐渐充沛旺盛。养生者应顺时而养，注重保护萌生的阳气。所谓"春夏养阳"就是这个道理。"春捂"习惯要保持，衣服宜渐减，宜"下厚上薄"，体质虚弱的人要特别注意背部保暖。"下厚上薄"的原因是：腿上的大关节比较多，主要保护大关节。而且如果下部的阳气充足了，阳气是主升主动向上运动的，所以上半身也不会冷到哪去？

◉ 春季预防感冒有妙招

我们日常生活中所看到的受凉、过度疲劳、年老体弱、营养不良等都是感冒的诱因。其实，我们的周围时时刻刻都充斥着病毒和细菌，只不过是我们抵抗力比较强，可以抵御这些隐形的"敌人"。但是当劳累、营养不良、睡眠不足的时候，我们的抵抗力就会大打折扣。接踵而来的就是无法正常抵御周围的那些"敌人"了，于是引发疾病。尤其对于老年人来讲，预防感冒更有重要意义。很多老人一旦感冒，就可能引发各种疾病，甚至导致死亡。下面给老年朋友介绍一些预防感冒的方法吧。

① 冷水洗脸、热水泡足法：每日养成用冷水洗脸、热水泡足的习惯，这有助于提高身体的抗病能力。"御感冒于肌肤之外"便是这个道理。但是可别做反了，冷水洗足、热水洗面就大错特错了。

② 体育健身法：冬春时节应在室外适度散步、打球、做操、练拳、习剑，这样可提高身体的御寒能力，防止感冒发生。但是，不容忽视的一点就

是，服装的选择至关重要，穿太多，出汗容易感冒；穿太少，等汗消后容易着凉。要根据自己的特点来选择衣服，如果爱出汗衣服不能太少，要穿透气性好的衣物；手脚冰凉的要注意脚底保暖，适当增加衣物。

③饮用姜茶法：以生姜、红糖适量，煮水代茶饮，能有效地防治感冒。生姜在中药里是将军级别的人物，驱散胃寒的能力超群。很多人着凉后，可能不会表现为流鼻涕、鼻塞，却会出现胃痛、腹泻、呕吐清水等症，这也是感冒的一种，叫作"胃肠型感冒"。这种感冒形成的原因不是寒气袭肺，而是袭击了脾胃，所以就会出现消化系统的种种症状。这时候生姜就相当对症了，能发挥其强大的驱散脾胃寒气、止呕止泻的功效。

④ 生吃大葱：生吃大葱时，可将油烧热浇在切细的葱丝上，再与豆腐等凉拌食用，不仅可口，还可以预防感冒。中药里面，老葱（越老越好）的功效主要是通阳。可别小瞧这简简单单的"通阳"之物，它可将全身的阳气均匀分布，抵御邪气的能力提升一大截。

⑤ 盐水漱口：每日早晚、餐后用淡盐水漱口，以清除口腔病菌。在流感流行的时候更应注意用盐水漱口，此时仰头含漱使盐水充分冲洗咽部效果更佳。

⑥ 按摩鼻唇沟：两手对搓，掌心热后按摩迎香穴（位于鼻唇沟内、横平鼻翼外缘中点）十余次，可以预防感冒及减轻感冒后鼻塞症状。

⑦ 呼吸蒸汽：初发感冒时，在杯中倒入开水，对着热气做深呼吸，直到杯中不冒热气为止，每日数次，可减轻鼻塞症状。

⑧ 热风吹面：感冒初起时，可用电吹风对着太阳穴吹 3～5 分钟热风，每日数次，可减轻症状，加速痊愈。

⑨ 搓手：搓手对降低感冒的发病率大有功效。因为手脚是末端，血液循环不好，搓手可促进血液循环、疏通经脉、增强上呼吸道抵御感冒的功能。

⑩ 喝白开水：冬春季气候干燥，人体极易缺水，常喝白开水，不但能

保证人体的需要，还可起到利尿排毒、消除体内废物的功效。

⑪ 多吃"红色食品"：红色食品是指红色、橙红色或棕红色的食品，如红辣椒、胡萝卜、南瓜、西红柿、洋葱、山楂、红苹果、红枣、沙棘、柿子等，这些食品的一个共同特点是含有丰富的 β－胡萝卜素。β－胡萝卜素具有捕捉人体内氧自由基、参与维生素 A 的合成等多种功能，还能增强人体巨噬细胞的活力，可起到预防感冒的作用。

⑫ 醋熏蒸：每日早、晚用醋在室内熏蒸 1 次，每次 20 分钟，能祛除居室内的病毒。

一年之计在于春，保证自由畅快地呼吸，拥有一个健康的春天，也会拥有健康的一年。

2. 夏季养肺宜清补

夏季，人们相对要"懒散"些。因为气温偏高，空气湿度加大，体内汗液无法顺畅地发散出来，即中医所说的湿热弥漫。这时人们往往会感到胸闷、恶心、精神不振、全身乏力等。我们最好的应对方法就是适当清补。如何利用清补提高机体防病能力是夏季养肺最关键的内容。

夏季不适合大补，因为夏季炎热，吃大补的食物容易让身体不舒服。所以像羊肉等热性食物不宜多吃，尤其是血压高的人，宜多吃蔬菜，少吃油腻食物，并可以多吃些清热降暑的食物，如绿豆、瓜类等；也可以吃"解暑药粥"，如绿豆粥、扁豆粥、荷叶粥、薄荷粥等。

唐代孙思邈曾提倡"常宜轻清甜淡之物，大小麦曲，粳米为佳"。人们应多食蔬菜、豆类、水果等。这些食物含有丰富的维生素、蛋白质、脂肪，可以供给人体所必需的营养物质。最重要的是这些食物含有大量的水分，可以补充夏季因出汗流失的大量水分。夏天最容易出现的就是中暑了，主要是因为强烈的日光照射，人体会流失大量水分，而瓜果蔬菜尤其是瓜类，都含有大量的水分，像西瓜、冬瓜、苦瓜的含水量大都超过 60%。但是，另一个问题也随之出现了，就是卫生问题。夏季是一个容易得胃肠道疾病的季节，卫生问题不容忽视。建议老年人瓜果蔬菜最好不要生吃，如果没有清洗干净，拉肚子就是家常便饭了。所以，从市场买来水果后，一定要用盐水浸泡一段时间再食用，可以有效地预防胃肠道感染。

另外，还应注意不要过咸、过甜，忌食辛辣、油腻之品，如羊肉、牛肉、猪肉、辣椒、葱、姜等，以免发生内热而诱发其他疾病。再有就是，前列腺不好的中老年男性千万不要喝酒（特别是凉啤酒）、生吃蔬菜（特别是大葱等辛辣的食物）。

中老年人在夏季主食宜食用以粳米、麦粉为主要原料的米饭和软食（如粥、面条、馒头、糕等），以及各种汤、羹、糊等。因为这样的食物，富含大量水分，容易消化并补充水分。

在副食上宜用味酸，性凉或平，或性味甘凉（或甘平）的肉类、禽蛋类、蔬菜类、瓜果类等。食物烹调多以凉拌、炒、蒸、煮、炖、烩为主，并适度摄入盐。因为，夏季大量出汗容易导致体内钠含量降低，所以适当地通过摄入盐来补充钠。

夏季还可以多食用一些酸味的食物，因为中医认为"酸甘化阴"，意思就是进食酸味、甘味食物可以化生大量津液。酸味食物如枇杷、芒果、梨、番茄、青梅、葡萄、李子、柠檬、桃子、橄榄、菠萝、山楂、杨梅、乌梅、杏子、醋等。如果认为这些水果较贵，喝酸奶也是一个好办法，但前提是您的脾胃适合。

3. 秋季养肺是关键

"秋三月，此谓容平，天气以急，地气以明，早卧早起，与鸡俱兴，使志安宁，以缓秋刑，以敛神气，使秋气平，无外其志，使肺气清，此秋气之应，养收之道也。"这段话的意思，简单地说就是秋季养生重在润燥养阴、敛气护肺。

肺金和鸡有关。养肺要早点睡、早点起，像鸡仔的活动时间一样，黄昏就入舍睡觉，天亮就开始活动，睡眠时间要比夏天长一些，用来养秋收之气。秋天要让自己的神志安宁，以缓解秋天收敛肃杀之气对人体的影响。收敛神气，以适应秋天容平之气。精神内敛，不再向外分散心志，以保持肺气清肃的功能。这是适应秋气的特点，保养人体收敛之气的方法，违背了这个原则就会伤了肺气。肺与大肠相表里，到冬天就会常发消化不良的腹泻病，因为秋天提供给冬天闭藏之气少，闭藏不住就会水谷杂下。

春秋一般是老年人特别需要注意的时节，尤其是肺病在寒热交替之时容易发病。秋季燥邪当令，肺为娇脏，与秋季燥气相通，容易感受秋燥之邪。许多慢性呼吸系统疾病往往从秋季开始复发或逐渐加重。

中医认为，肺与秋季相应，秋令主肃杀，而秋季肺气旺，既是养肺之际，又是伤肺之时。因为秋季气候干燥，燥气干涩伤人津液，受燥邪侵袭就易伤肺脏，表现为口干咽燥、咳嗽少痰等各种秋燥病症。所以秋燥之时，保健应以养肺为先。

🔘 固表保肺

肺关一身肌表，风寒燥火之邪皆可伤肺，致卫外不固，诱发或加重外感、咳嗽、哮喘等呼吸系统疾病，甚至成为其他疾病之祸根。保肺可以适当"秋冻"，如用冷水浴鼻等进行耐寒锻炼，对提高肺的抗病能力非常重要。

🔘 滋燥润肺

燥邪最易伤肺，秋季空气湿度小，常令人皮肤干燥、皱缩增多、口干鼻燥、干咳少痰，甚至可见毛发脱落、大便秘结等。秋燥使人体大量丢失水分。据测算，人体皮肤每天蒸发的水分约在600毫升以上，从鼻腔呼出的水分也不下300毫升。要及时补足这些损失，秋天每日至少要比其他季节多喝水500毫升以上，以保持肺脏与呼吸道的正常湿润度。

也可直接从呼吸道"摄"入水分。原理是肺"开窍于鼻"，通过吸入水

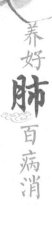

蒸气而使肺脏得到水的满足。方法很简单：将热水倒入茶杯中，用鼻子对准茶杯吸入，每次 10 分钟左右，早晚各 1 次即可。

还要强化洗澡措施，因为皮毛为肺的屏障，秋燥最易伤皮，进而伤肺。洗浴有利于血液循环，使肺脏与皮肤气血流畅，发挥润肤、润肺之作用。另外，秋后气候转燥时，应让室内保持一定湿度，避免剧烈运动使人大汗淋漓、耗伤津液。

◎ 欢乐益肺

七情皆可影响机体而致病，其中肺在志为悲（忧）。人常悲愁，机体抵抗力下降，表虚不固，易受外邪侵袭而致病。特别是深秋时节，有些人面对草枯叶落、花木凋零的景象易产生悲愁伤感，损伤肺气，致使疾病发生或加重。因此，秋天应特别注意保持内心平静，天天快乐，以保养肺气。

◎ 饮食养肺

中医非常重视培补脾胃（土），以使肺气（金）充沛，腠理密固（即中医所谓"培土生金"），少生疾病。故平时脾胃虚衰之人，宜进食人参、黄芪、山药、大枣、黄精、莲子等药食，以补脾益肺。秋季大量上市的许多新鲜水果和蔬菜，富含人体所需的多种营养物质，不仅具有滋阴养肺、润燥生津之功效，而且能治疗与肺有关的疾病，是秋季养生保健的最佳食品。宜在饮食中增加酸味，减少苦味，少吃辣椒、葱、姜、蒜等辛辣燥烈之物，以此补肝益肾，助脾胃以养元气。勿食生冷，以防发生痢疾。

另外，中秋吃月饼是传统民俗，但是月饼中糖和油脂的含量较高，患有糖尿病、高血脂、高血压、胆囊炎等疾病的朋友不宜多食，否则会诱发疾病或加重病情。秋季，草木零落，万物蛰伏，气候开始转冷，适宜吃些补养的药物以养生气，且应注意贼风伤人的孔隙，不要冒风寒，不要放肆地饮酒或饱餐。

生活中应该戒烟忌酒，避免环境污染及烹调时油烟对呼吸道与肺的不良刺激与伤害。

立秋之后，温差大，中午热，早晚凉。人体免疫力下降，一场秋雨一场寒，衣物加减不当，着凉就容易感冒，从而引发各种疾病。因此，我们要根据天气变化，适当增减衣服，以免身体受凉，伤风感冒。不少人一过立秋，就开始鼻塞、流涕、鼻痒、打喷嚏，这些疾病并不一定全是感冒，过敏性鼻炎也是立秋后的高发病。与此同时，还要预防慢性胃炎和关节炎等慢性疾病。

秋天是锻炼的好季节，但此时因人体阴精阳气正处在收敛内养阶段，故运动也应顺应这一原则。即运动量不宜过大，以防出汗过多，阳气耗损，宜选择轻松平缓、活动量不大的项目。秋季早晚温差大，气候干燥，要想收到良好的健身效果，必须注意应根据户外的气温变化来增减衣服，锻炼时不宜一下脱得太多，锻炼后忌穿汗湿的衣服在冷风中逗留，以防身体着凉。由于人的肌肉韧带在气温下降环境中会反射性地收缩，因而极易造成肌肉、肌腱、韧带及关节的运动损伤。因此，每次运动前一定要注意做好充分的准备活动。

4. 冬季养肺正气足

冬季养肺宜补肾。冬季，肾主其令，冬季是补肾的最佳时机。同时肾属水，为肺金之子，俗话说"母凭子贵"，在中医理论中也有子盛母壮。因此冬季养肺补肾是关键。"冬不藏精，春必病温。"冬季补肾正气旺盛，少得感冒。

冬季是慢性肺病的高发季节，患者们常常出现咳嗽、气喘，尤其是体质较差的老年患者更是一入冬就开始咳嗽、喘，上气不接下气，稍动就喘憋

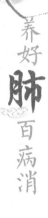
不适。中医将这些表现归因于肾不纳气。肺为气之主，肾为气之根，肺为气运行的川流，那么肾就是气蓄积的大海，肾功能较弱也就是肾不能接受归来的气之川流时，川流就水满而溢，就出现肾不纳气、肺气壅盛、喘咳连连、上下不相续接的表现。

所以说，若要养肺离不开补肾，而冬天既是肺病高发季节又是补肾的最佳时机，因此，冬季养肺补肾是关键。冬季调养肺脏要兼顾补肾，可以摄入一些有补肾益肺作用的药食，如山药、核桃、枸杞子等。冬季是肺病的高发期，故在守护人体健康的同时还要注意防病。

◉ 哮喘缘于阳气不足，冬日养肺是关键

哮喘患者往往由于体内阳气不足，正气虚弱，形成痰邪，潜藏于内。这种中医称为"宿痰"、俗语叫作"病根"的寒湿痰邪就会乘虚上犯，侵袭呼吸道，引起咳喘的复发或加重。天气变冷、空气干燥、开窗减少，使哮喘发病增加。中医认为哮喘的发生是由"痰湿"引起的，而痰湿的病因在于"阳气不足"。有很多哮喘病患者只在发作时才急着去找医生治疗，一旦病情缓解就停止治疗，完全没有预防的意识，致使哮喘反复发作，病情越来越严重。其实，在缓解期做好预防措施，提高机体的抗病能力，完全可能减少发作直至痊愈。

◉ 冬季小心皮肤皲裂

秋后入冬，人们会觉得原来细嫩的皮肤越来越干燥粗糙，尤其是手背部、后足跟等经常摩擦的部位，还可能出现干燥断裂、疼痛出血的现象，严重时还会妨碍活动和工作，医学上称为"皲裂症"。

进入冬季，气温逐渐下降，皮脂腺分泌也就逐渐减少，尤其是手与脚经常暴露在外面，散热快，再加上冬季有冷空气侵袭，手与脚的热量和油脂很快挥发掉了。因此，一到冬天人们总觉得手上和脚上干巴巴的不舒服，甚至出现疼痛、出血。冬季来临之前就要注意保护皮肤，一般要注意以下

几点：

洗手、洗脸、洗脚时，要尽量少用肥皂和药皂，因为皮肤表面的油脂是保护皮肤的，油脂洗涤得太彻底，皮肤就容易干燥皲裂。冷天还应适当减少洗手洗脚的次数。

洗后要立即擦干，并涂擦油脂使皮肤滋润，如维生素E软膏、凡士林等。

平时要多做些室外活动，经常摩擦手、脸，活动手足关节，促进血液循环，增强皮肤的耐寒能力。

注意饮食营养。维生素A有促进上皮生长、保护皮肤、防止皲裂的作用，可以多吃富含维生素A的食物如胡萝卜、豆类、绿叶蔬菜、鱼肝、牛奶等，还可以适当多吃些脂肪类和糖类食物。

十五、"以肺补肺"是曲解中医

民间常听说"胃痛呀，蒸猪肚子吃""心脏病，吃猪心""骨折了，要炖筒子骨吃""贫血了，要多吃猪肝""阳痿，要吃狗鞭"等，这些都是根据中医"以脏补脏"理论提出的治病方法。

所谓"以脏补脏"，就是以动物的脏器来补人体脏器的不足。这种说法是否有理论依据呢？用现代医学来分析，并不一定科学。

"以肺补肺"是曲解中医。"以形补形，以脏补脏"的说法，久已有之。随着中医疗法越来越普及，很多人对中医有了一点认识，但这种认识有时是"曲解"了中医的某些理论与疗法。除了"吃啥补啥"外，古人还留下将动物的器官制成中药材或配制成药酒的传统。这主要是古人在营养不良、科技落后、药物匮乏的情况下，利用动物器官中某种成分来获取微薄疗效的一种做法。

因为动物呼吸的时候会把很多灰尘和空气中的渣子一起吸进去，而且肺里面有大量的血液残留及寄生虫；还有就是不容易清理干净，里面细菌也很多。比如鸡的内脏，可以食鸡心、鸡胗、鸡肝等，但不包括鸡肺在内。在加工时必须将鸡肺去掉，因为鸡肺有很强的吞噬功能，可吞噬活鸡吸入的微小灰尘颗粒，肺泡能容纳进入鸡体内的各种细菌。这对鸡自身并没有任何危害，但将鸡宰杀后，鸡肺内会残留少量的死亡病菌和部分活菌，通过加热，虽然能杀死部分细菌，但对有些嗜热菌却不能完全杀死或去除。它们一旦被人们食用，则直接侵入人体，造成人体病变，严重危害健康。